ENVELHECIMENTO

Instituto Phorte Educação
Phorte Editora

Diretor-Presidente
Fabio Mazzonetto

Diretora Financeira
Vânia M. V. Mazzonetto

Editor-Executivo
Fabio Mazzonetto

Diretora Administrativa
Elizabeth Toscanelli

Conselho Editorial

Educação Física
Francisco Navarro
José Irineu Gorla
Paulo Roberto de Oliveira
Reury Frank Bacurau
Roberto Simão
Sandra Matsudo

Educação
Marcos Neira
Neli Garcia

Fisioterapia
Paulo Valle

Nutrição
Vanessa Coutinho

ENVELHECIMENTO
Informações, programa de atividade física e pesquisas

Vanessa Helena S. Dalla Déa, Edison Duarte,
José Rubens Rebelatto e Vicente Paulo B. Dalla Déa

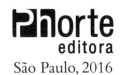

São Paulo, 2016

Envelhecimento: informações, programa de atividade física e pesquisas
Copyright © 2016 by Phorte Editora

Rua Rui Barbosa, 408
Bela Vista – São Paulo – SP
CEP: 01326-010
Tel/fax: (11) 3141-1033
Site: www.phorte.com.br
E-mail: phorte@phorte.com.br

Nenhuma parte deste livro pode ser reproduzida ou transmitida de qualquer forma, sem autorização prévia por escrito da Phorte Editora Ltda.

CIP-BRASIL. CATALOGAÇÃO NA PUBLICAÇÃO
SINDICATO NACIONAL DOS EDITORES DE LIVROS, RJ

E52

Envelhecimento : informações, programa de atividade física e pesquisas / Vanessa Helena S. Dalla Déa... [et. al.]. - 1. ed. -São Paulo : Phorte, 2016.
240 p. : il. ; 28 cm.

Inclui bibliografia
ISBN 978-85-7655-566-7

1. Exercícios físicos - Aspectos psicológicos 2. Exercícios físicos - Aspectos fisiológicos 3. Qualidade de vida. 4. Envelhecimento. I. Déa, Vanessa Helena S. Dalla.

15-21912	CDD: 612.76
	CDU: 613.72:159.9

ph1331.1

Este livro foi avaliado e aprovado pelo Conselho Editorial da Phorte Editora.
(www.phorte.com.br/conselho_editorial.php)

Impresso no Brasil
Printed in Brazil

Aos nossos pais.

Agradecimentos

Aos 130 idosos da UATI São Carlos que participaram do programa de atividade física descrito neste livro, comprovando sua eficiência, proporcionando conhecimentos e enriquecimento profissional, acadêmico e pessoal incalculáveis.

As partes do corpo que se mantêm ativas envelhecem lentamente e com saúde, enquanto as inúteis ficam doentes e envelhecem precocemente.

Hipócrates

Apresentação

Neste livro, por meio da elaboração de um programa de atividade física direcionado para o idoso e de pesquisas sobre a influência desse programa no bem-estar do idoso, verificou-se que a atividade física proporciona para o idoso o retardo no envelhecimento físico, mas, principalmente, a melhora das condições psicossociais que são fundamentais para se viver bem e feliz.

Ao analisarmos a produção de conhecimento na área de Educação Física, observamos a ênfase dos estudos sobre os aspectos fisiológicos, anatômicos, funcionais e biodinâmicos do movimento. Apesar de o profissional de Educação Física e a literatura reconhecerem que a atividade física não se resume a uma intervenção puramente física, os trabalhos que relacionam bem-estar físico e psicológico ainda são incipientes.

Este livro apresenta uma rica revisão bibliográfica de mais de 200 referências, incluindo periódicos nacionais e internacionais, livros e teses, trazendo informações sobre o envelhecimento humano nos aspectos físico, psicológico e social.

Temos plena consciência de que o homem é uma unidade em que as muitas dimensões (físicas, psicológicas, sociais, políticas, filosóficas, culturais e afetivas, entre outras) se relacionam e se influenciam. Não existe atividade puramente física; todas as experiências da vida influenciam o homem como um todo. Assim, ao melhorar as capacidades, as habilidades e as funcionalidades físicas, o professor de Educação Física exerce um papel muito amplo na melhora da qualidade de vida do idoso.

Além dos dados bibliográficos, apresenta-se aqui, de forma detalhada, um programa de atividade física elaborado de forma bastante cuidadosa, sem infantilizá-la, mostrando que envelhecer não é sinônimo de adoecer.

A presente obra traz, ainda, uma pesquisa realizada por meio da prática desse programa durante um ano, apresentando dados físicos e psicossociais, durante e após a participação de 130 idosos, demonstrando, assim, seus reais benefícios.

Prefácio

Todos nós desejamos ter uma vida longa. O que alimenta esse desejo é nosso instinto de sobrevivência, certamente já programado em nosso genoma, herdado de nossos ancestrais. Daí o conselho de que a única garantia de viver muito tempo é escolher pais longevos! Mas isso não depende de nossa vontade...

Além de uma longa vida, queremos ter uma vida de boa qualidade. Isso, sim, depende de nós. Todavia, não é fácil, pois devem ser considerados fatores sociais, culturais, econômicos, políticos, além de outros, muitos dos quais não estão sob nosso controle. A Organização Mundial de Saúde (OMS), em meados do século XX, quando tiveram início as mudanças da pirâmide demográfica no mundo Ocidental, tendo por base a idade cronológica, considerou idosos os indivíduos com mais de 65 anos nos países desenvolvidos, e com mais de 60 anos nos países em desenvolvimento, neles, incluído o Brasil. Posteriormente, os idosos foram subdivididos em quatro grupos:

- *Idosos jovens*: de 60 a 74 anos, que correspondem a uma fração significativa e crescente da população idosa brasileira.
- *Idosos*: de 75 a 84 anos, parcela da população que mais cresceu nas últimas décadas.
- *Idosos idosos*: de 85 a 99 anos, grupo mais propenso a apresentar incapacidades.
- *Idosos muito idosos*: acima de 100 anos, o crescente contingente de "centenários".

Cumpre ressaltar, contudo, que essa não é a única classificação existente. Assim, Walsh (1993),[1] tomando como ponto de partida apenas o início da terceira idade e a relação com a reserva funcional, subdividiu o envelhecimento em três tipos:

- *Envelhecimento bem-sucedido*: quando predominam as modificações do envelhecimento fisiológico, permanecendo elevada a reserva funcional até 80-90 anos de idade.
- *Envelhecimento usual*: quando as perdas próprias do envelhecimento associam-se às relacionadas com as doenças mais comuns nessa fase da vida.

---

1 Walsh J. Successful Aging. In: Yoshikawa TT, Brummel-Smith K, Cobbs E, editors. Ambulatory Geriatric Care. St. Louis, MO: Mosby; 1993.

- *Envelhecimento malsucedido*: quando predominam as alterações provocadas pelas doenças, as quais reduzem a reserva funcional, antes mesmo do indivíduo atingir idade avançada.

Embora reconheça que a classificação de Walsh tenha inegável fragilidade metodológica, por motivos pessoais, facilmente identificáveis, tenho especial simpatia por ela, porque, afinal, desejo continuar fazendo parte do primeiro tipo de envelhecimento.

Do ponto de vista prático, a questão fundamental é: *o que se pode fazer para ter um envelhecimento bem-sucedido?*

É exatamente o que mostra este magnífico livro *Envelhecimento*, dos professores Vanessa Helena Santana Dalla Déa, Edison Duarte, José Rubens Rebelatto e Vicente Paulo Batista Dalla Déa.

Indo direto ao ponto: o movimento é uma das chaves do sucesso!

O primeiro aspecto que desejo destacar acerca desta obra é a extensa e profunda revisão bibliográfica sobre o envelhecimento em seus múltiplos aspectos. É um verdadeiro "manual de gerontologia", escrito em linguagem clara e motivadora.

Outro aspecto que precisa ser realçado é ela ter nascido ao final de uma pesquisa com 130 idosos que participaram de um programa de atividades físicas durante um ano, observados e avaliados em múltiplos aspectos, o que se deve fazer quando se deseja compreender a complexidade do envelhecimento e como intervir, de maneira eficaz, nesse processo.

Ficou bem demonstrado que um programa de exercícios não se restringe a uma intervenção puramente física. Os autores deram um passo seguro – e ousado – para saírem dos estreitos limites do paradigma biomédico para entrar no paradigma biopsicossocial, transição difícil de ser efetivada, como previu Thomas Kuhn[2] no seu clássico ensaio, cada vez mais atual, sobre paradigmas. Aliás, é uma proposta válida para todos os profissionais da área da Saúde, muito bem exemplificada por esse grupo de professores de Educação Física e fisioterapeutas, ao buscar uma visão mais abrangente para as atividades físicas.

Merece realce um dos aspectos deste livro: a programação das atividades, com minuciosa descrição e excelentes ilustrações dos exercícios. A esse respeito, chama a atenção a simplicidade dos "equipamentos" utilizados: apenas uma cadeira, algumas bolas, arcos, caneleiras, halteres, *steps*, tão diferente da parafernália das academias, que não deixam espaço para os instrutores e os frequentadores. Isso valoriza o essencial de toda atividade na área da Saúde: a relação direta do profissional, seja ele qual for, com o idoso.

Por fim, cabe perguntar: quem poderá ter interesse por este livro? Possivelmente, em

---

2 Kuhn TS. The Structure of Scientific Revolutions. Chicago: University of Chicago; 1962.

primeiro lugar, os estudantes e os professores dos cursos de Educação Física. No entanto, não tenho dúvida de que será de grande utilidade para todos os profissionais da área da Saúde – médicos, enfermeiros, fisioterapeutas, nutricionistas, psicólogos – e o público em geral. Isso porque, embora seja um livro com rigorosas básicas científicas, sua leitura é muito agradável, plena de ensinamentos para se ter um envelhecimento bem-sucedido!

Professor doutor Celmo Celeno Porto, 80 anos
Professor emérito da Faculdade de Medicina da Universidade Federal de Goiás
Professor orientador do programa de pós-graduação em Ciências da Saúde da Universidade Federal de Goiás
Membro da Academia Nacional de Medicina

Sumário

Introdução 19

1 Pressupostos básicos sobre envelhecimento 21
   1.1 O envelhecimento populacional 21
   1.2 Alterações físicas decorrentes da senescência..26
   1.3 Relações entre atividade física e capacidades físicas do idoso..........................49
   1.4 Alterações psicológicas decorrentes da senescência....................................57
   1.5 Relações entre atividade física e estado psicológico 65
   1.6 O estudo das relações entre atividade física, aspectos psicológicos e físicos.......74

2 Programa de atividade física para idosos 77
   2.1 Direcionamentos para o programa de atividade física..................................77
   2.2 Direcionamentos para o planejamento da atividade 79
   2.3 Direcionamento para atividade física motivadora..85
   2.4 Programação semanal das atividades..89
   2.5 Descrição dos exercícios 90

3 Influência do programa de atividade física nas capacidades físicas e no autoconceito dos idosos..171
   3.1 Programa de Revitalização de Idosos 172
   3.2 Avaliando a influência do programa de atividade física..............................178
   3.3 Resultados relativos às capacidades físicas 188
   3.4 Resultados relativos ao autoconceito..194

4 Discussão dos resultados 205

5 Considerações finais 217

Referências 219

Sites **consultados**..238

Introdução

O fenômeno do envelhecimento populacional mundial é evidente e tem sido determinado por diversos fatores, entre eles: a evolução da Medicina no tratamento e no controle das doenças; a melhora das condições socioeconômicas; a preocupação com a adoção de um estilo de vida saudável; e a diminuição da taxa de fecundidade.

A mudança da pirâmide populacional, isto é, diminuição da base, composta pelos indivíduos de menor faixa etária, e aumento do ápice, composto pelos idosos, tem refletido na intensificação da preocupação de profissionais e de estudiosos com informações que levem ao bem-estar dessa nova sociedade "idosa". No entanto, a quantidade e qualidade de pesquisas e de serviços oferecidos aos idosos, bem como a formação do profissional para atendê-los adequadamente, têm sido questionados.

Com o envelhecimento populacional nacional e mundial, é fundamental a pesquisa e a divulgação de trabalhos de qualidade, já que o idoso, em pouco tempo, será maioria em nossa população. Por meio da análise de publicações científicas, é possível verificar que, nos últimos 30 anos, não houve mudanças na proporção de publicações sobre atividade física e envelhecimento.

O termo envelhecimento é utilizado para se referir a um conjunto de processos que ocorrem em organismos vivos e que, com o passar do tempo, levam à perda de adaptabilidade, à deficiência funcional e, finalmente, à morte.

São muitas as modificações físicas, psicológicas e sociais que o indivíduo sofre ao envelhecer. Fisicamente, o idoso passa por um período de perdas inevitáveis e progressivas, que proporcionam uma fragilidade, e esta pode levar a patologias. Apesar da ocorrência de patologias ser comum na terceira idade, é importante não confundir senescência, que são as alterações físicas naturais do envelhecimento, com a senilidade, que são as alterações produzidas por afecções possíveis de acometer o idoso.

As alterações físicas, com as vivências sociais negativas a que o idoso é submetido frequentemente, tornam os transtornos psicológicos comuns nessa fase. Os estados psicológicos são modificados com o envelhecimento e são muitos os fatores ambientais que podem causar distúrbios afetivos depressivos. Tais fatores podem ser: doenças; perdas de entes queridos; isolamento; restrição de oportunidades; e desengajamento das principais atividades socioeconômicas. Todos os atos, as vitórias e as derrotas, as características físicas e psíquicas, as dificuldades financeiras, a minimização dos papéis sociais antes incorporados, o preconceito, e todas, vivências do idoso perante a sociedade influenciam no estado psicológico do indivíduo e, consequentemente, no conceito que terá de si mesmo.

Com o aumento de uma população que sofre com o declínio físico e com as barreiras preconceituosas de uma sociedade capitalista, a busca por serviços que retardem as perdas fisiológicas e garantam a manutenção da capacidade funcional e da autonomia, ao mesmo tempo proporcionando uma visão mais positiva do envelhecimento (autoconhecimento, conhecimento das deficiências e sua aceitação), torna-se fundamental para o bem-estar da sociedade.

A prática de atividade física é uma estratégia primária, atrativa e eficaz para manter e melhorar a saúde física e psicológica em qualquer idade, oferecendo benefícios diretos e indiretos para prevenir e retardar as perdas funcionais provocadas pelo envelhecimento, além de reduzir o risco de enfermidades e transtornos frequentes na terceira idade, como: coronariopatias, hipertensão, diabetes, osteoporose, desnutrição, ansiedade e insônia.

A busca pelo envelhecimento saudável e feliz tem sido uma das principais metas do homem. A atividade física tem se mostrado uma das formas de se encontrar o bem-estar físico, social e psicológico em todas as idades. Por meio de programas de atividade física, o idoso pode retardar os declínios físicos decorrentes da senescência, evitando a senilidade, além de melhorar seu autoconceito, aceitando suas limitações e enriquecendo suas relações e valorizações sociais.

1
Pressupostos básicos sobre envelhecimento

1.1 O envelhecimento populacional

Com o aumento crescente da população idosa, o processo de envelhecimento humano tem sido foco de pesquisas em todo o mundo. De acordo com os dados da Organização das Nações Unidas (ONU), o número de idosos no mundo tem aumentado consideravelmente. Essa transição demográfica apresenta os seguintes valores e projeções mundiais: em 1950, eram 214 milhões de idosos; em 1975, eram 350 milhões de idosos; em 2000, eram 610 milhões de idosos; e em 2025, serão 1 bilhão e 100 milhões (Salgado, 1998).

Zenevicz e Santos (2013) relatam que a previsão para 2050 é que a população mundial de idosos se iguale à população infantil de 0 a 14 anos, com, aproximadamente, 1 bilhão e 900 milhões de pessoas com 60 anos ou mais. Os autores apontam, ainda, que o Brasil ocupará o sexto lugar dos países com maior número de idosos, com, aproximadamente, 55 milhões de pessoas nessa idade. Para Moreira e Silva (2013) o envelhecimento populacional é um processo irreversível, causado pela combinação da queda constante das taxas de fecundidade e pela diminuição contínua das taxas de mortalidade.

No Brasil, segundo dados do Instituto Brasileiro de Geografia e Estatística (IBGE), em 2002 havia cerca de 16 milhões de pessoas com mais de 60 anos, representando 9,3% da população. A estimativa desse órgão para 2025 é de 15%, o que corresponderá a 30 milhões de pessoas (Silva et al., 2006).

De acordo com dados da Pesquisa Nacional por Amostra de Domicílio de 2009, 11,9% da população brasileira era idosa e cerca de 57,9% desses idosos brasileiros estavam aposentados (IBGE, 2010). Valadares, Vianna e Moraes (2013) relatam que, em 2010, a população de idosos no Brasil era de, aproximadamente, 11% da população brasileira.

O IBGE (2013) prevê que, em 2060, a população de idosos no Brasil irá representar 26,7% da população brasileira total.

Segundo o IBGE (2008), a expectativa de vida do brasileiro não atingia os 50 anos de idade em 1940, no entanto, com o avanço da Medicina e da qualidade de vida, em 2008, a expectativa de vida já era de 78 anos de idade. Ainda de acordo com IBGE (2008), a expectativa de vida do brasileiro, em 2050, deve chegar a 81 anos.

Segundo Jacob (2005), a mortalidade nos países desenvolvidos declinou, ampliando a expectativa de vida de 41 anos (em 1950) para quase 62 anos (em 1990). A projeção da expectativa de vida para 2020 é de 72 anos. Nos países em desenvolvimento, a expectativa de vida é de, aproximadamente, 70 anos; simultaneamente, é percebido um menor número de nascimentos. Em 2005, no mundo, atingiu-se cerca de 580 milhões de pessoas com 60 anos ou mais, sendo 355 milhões nos países em desenvolvimento. Em 2020, mais de 1 bilhão de pessoas com 60 anos ou mais estarão vivendo no mundo, e mais de 700 milhões nos países em desenvolvimento.

O declínio na taxa de fecundidade é outro fator que colabora para o aumento do envelhecimento populacional. Na China, a fecundidade declinou de 5,5 (em 1970) para 1,8; no Brasil, de 5,1 para 2,2; e na Índia de 5,9 para 3,1 (Jacob, 2005). Silva et al. (2006) relata que, conforme dados do IBGE, 44% das mulheres em idade reprodutiva têm menos de dois filhos. A maior taxa de fecundidade encontra-se apenas nos 6,2% de mulheres de baixa renda. Entre 1990 e 2000, a queda da fecundidade foi relativa a 12%. No Brasil, a taxa de fecundidade em 1960 era de 6,21; em 1970, de 5,76; em 1980, de 4,01; em 1990, de 2,5; em 2000, de 2,04. A média de filhos por família tende a cair; em 2010, era de 1,81.

Segundo Alves e Cavenaghi (2013), existe uma tendência generalizada de diminuição do número de filhos por família, inclusive nas famílias de menor poder aquisitivo; em 2010, a taxa de fecundidade chegou a menos de dois filhos por mulher. Gonçalves (1999), por sua vez, estima que em 2025 ocorrerá um aumento de 6,5% de idosos ao ano e um decréscimo nos números absolutos de jovens entre 0 e 14 anos. Para Laurindo e Souza (2013), a taxa de natalidade no Brasil tem diminuído significativamente, uma vez que muitos casais atualmente optam por não ter filhos.

Todos esses fatos estão modificando a pirâmide populacional, que, em poucos anos, deixará de ser "pirâmide" para ser "quadrado" populacional.

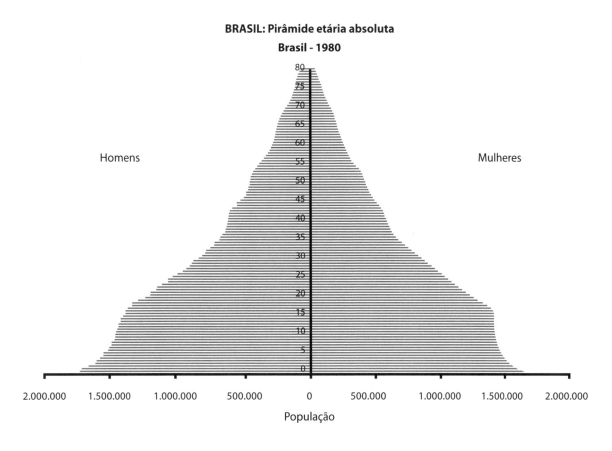

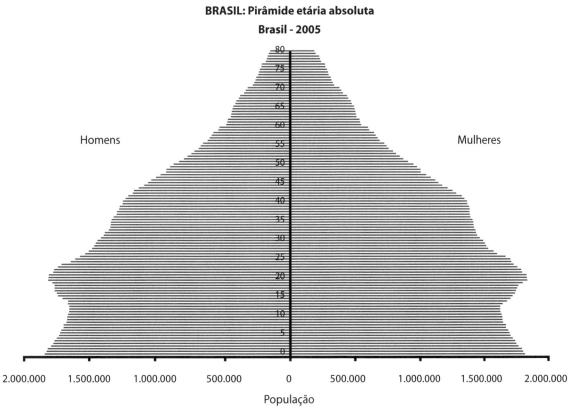

Continua

Continuação

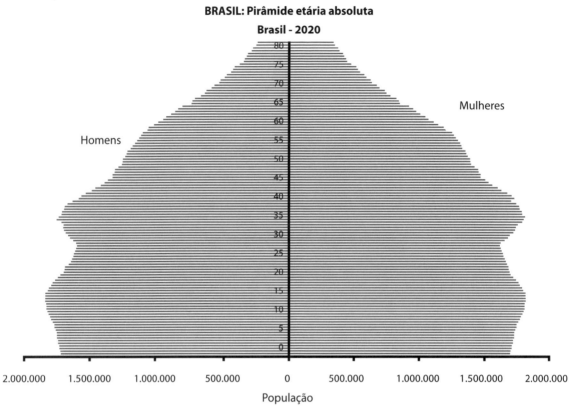

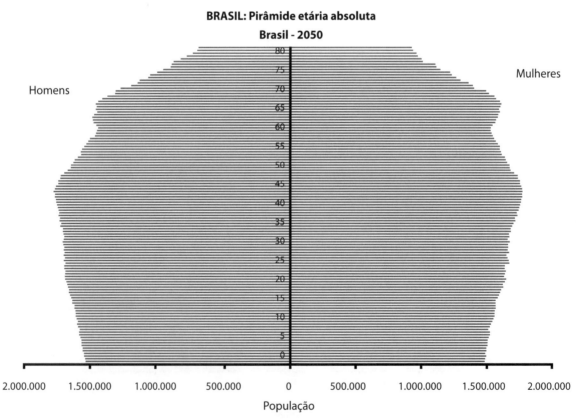

FIGURA 1.1 – EVOLUÇÃO DA PIRÂMIDE POPULACIONAL BRASILEIRA.
Fonte: modificado de <http://www.ibge.gov.br/home/estatistica/populacao/projecao_da_populacao/piramide/piramide.shtm>. Acesso em: 3 jun. 2014.

Silva et al. (2006) relata que, para melhor evidenciar a dimensão do processo de envelhecimento no Brasil, pode-se tomar como parâmetro a França, onde foram necessários 120 anos para que o número de idosos passasse de 7% do total de habitantes do país para 14%. O Brasil irá passar por esse processo em 20 anos, ou seja, já na década de 2020.

Segundo a World Health Organization (1995), a população de idosos é constituída por indivíduos com idade igual ou superior a 60 anos. Spirduso (2005) subdivide os indivíduos idosos em:

- *idosos jovens*: de 60 a 74 anos;
- *idosos*: de 75 a 84 anos;
- *idosos idosos*: 85 a 99 anos;
- *idosos muito idosos*: com mais de 100 anos.

Rebelatto e Morelli (2007) alertam que, com esse aumento da população idosa, é possível ter duas constatações. A primeira é relativa à mudança das características predominantes da população brasileira, até então conhecida como uma população jovem, que, em um futuro próximo, será uma população idosa. Essa mudança exige o estabelecimento de ações nos âmbitos governamentais, institucionais e profissionais para atender com competência essa nova demanda. A segunda é que os profissionais hoje preparados para atender o público jovem não terão formação adequada e suficiente para atender essa nova realidade. Ou seja, será importante dedicar uma atenção especial à formação dos profissionais dos diversos campos, principalmente naqueles relacionados à saúde, para que esta população idosa tenha melhor qualidade de vida. Nessa direção, parece ser dominante entre os profissionais do campo da saúde o entendimento de que não é viável estar preparado para atuar apenas em situações assistenciais e curativas, agindo somente após os problemas já estarem instalados. Ações que tenham papel preventivo nos mais diferentes aspectos da saúde do indivíduo, ou seja, nos âmbitos psicológico, fisiológico e social, são fundamentais para impedir a influência das variáveis que determinam as más condições de saúde do indivíduo idoso.

Existem três formas socialmente mais relevantes de atuação do profissional da saúde:

- melhorar as condições de saúde já existentes;
- manter as características adequadas das condições de saúde;
- impedir a existência de danos nas características das condições de saúde dos organismos.

Considerando essas três possibilidades, Rebelatto e Morelli (2007) expõem que a intervenção preventiva significa a evolução das formas usuais em direção a essas outras alternativas de intervenção.

Em relação à atuação dos profissionais que têm o movimento humano como objeto de intervenção, as ações seriam as de "melhorar as características dos movimentos de indivíduos ou de populações" e de "impedir a existência de danos nas características dos movimentos de indivíduos ou de populações" (Rebelatto e Botomé, 1999, p. 263). O profissional de Educação Física pode propor intervenções que caminhem nesse sentido.

1.2 Alterações físicas decorrentes da senescência

Apesar da fragilidade decorrente das alterações físicas causadas pelo envelhecimento ser uma porta para a ocorrência de patologias, envelhecer não é o mesmo que adoecer. Esse equívoco leva à crença de que a doença é um fato natural na terceira idade.

No entanto, Spirduso (2005) relata que são poucas as pessoas que morrem em decorrência apenas da idade. Geralmente, o estresse, as patologias e os acidentes são os fatores que antecipam a morte. Esse autor relata que 86% das mulheres e 78% dos homens com mais de 70 anos têm uma ou mais doenças crônicas.

É possível citar algumas alterações somáticas e morfofisiológicas que são relevantes para a elaboração de um programa de atividade física para a terceira idade:

- Perdas no domínio cognitivo e disfunções físicas que contribuem para redução da independência do idoso.
- Deterioração da elasticidade e da estabilidade dos músculos, tendões e ligamentos. A área transversal dos músculos torna-se menor pela atrofia muscular e a massa muscular diminui em proporção ao peso do corpo, levando a uma redução da força muscular. Observa-se, também, um prejuízo na flexibilidade ocasionada por degenerações e danos nas articulações.
- Declínio no consumo máximo do O_2 (ou seja, do $VO_2máx$).
- Alterações na função ventricular, constatando redução na sístole ventricular e diminuição da elasticidade do miocárdio.
- Doenças crônico-degenerativas relacionadas com o envelhecimento, como: osteoporose, artrite, artrose, hipertensão arterial, diabetes e hipercolesterolemia.

O idoso vivencia um declínio físico decorrente das alterações nas características e funções físicas.

1.2.1 Dimensões corporais e envelhecimento

Modificações no peso e na altura são claramente observadas com o envelhecimento, podendo ser um indicador de declínio fisiológico e de patologias.

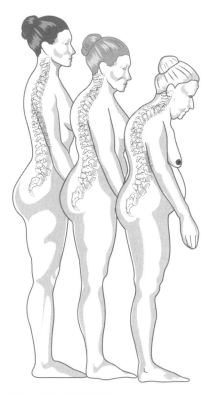

Figura 1.2 – Alteração de postura com o envelhecimento.
Fonte: modificado de <http://www.trabalhosdeenfermagem.com/2011/05/alteracoes-do-sistema-musculo.html>. Acesso em: 9 mai. 2014.

1.2.1.1 Altura

A altura corresponde à medida da distância entre o chão e o topo da cabeça, e é mais usualmente mensurada em pé, apesar de haver testes que determinam a medida da altura em indivíduos deitados, ou seja, a estatura supina, principalmente mensurada em pessoas com deficiência (Gorla, Campana e Oliveira, 2009, p. 20).

Segundo Spirduso (2005, p. 62), nos homens até 25-29 anos, a altura aumenta e, a partir daí, vai sofrendo um decréscimo lento. As mulheres alcançam o pico de crescimento entre os 16 e 29 anos, mais cedo que os homens, e, então, sua altura também diminui lentamente. A diminuição da altura após atingir o pico é mais veloz nas mulheres que nos homens. Isso se deve ao fato das mulheres terem maior propensão a osteoporose, principalmente alguns anos antes e após a menopausa, quando ocorre uma significativa perda óssea.

A coluna vertebral humana sofre a pressão ocasionada pela força da gravidade. Assim, mesmo quando jovem, à noite, o indivíduo está mais baixo; no entanto, recupera-se durante o sono e, pela manhã, já se encontra com seu tamanho normal.

De acordo com Rebelatto e Morelli (2007), a perda de altura mais significativa se inicia aproximadamente aos 40 anos e é da ordem de cerca de 1 cm por década. A diminuição na coluna vertebral se dá pela perda de água dos discos intravertebrais, decorrente da compressão e da hipercifose. No entanto, a perda de altura se dá principalmente pela diminuição da curvatura dos arcos do pé.

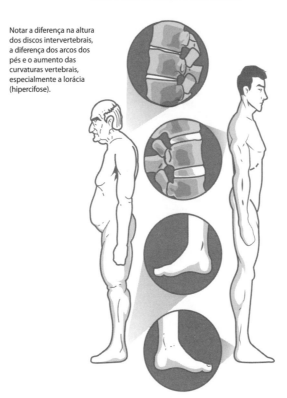

FIGURA 1.3 - DIFERENÇA DE ESTATURA ENTRE UM ADULTO E UM IDOSO.
Fonte: adaptado de Rebelatto e Morelli (2007).

Spirduso (2005) relata que as condições de saúde e de nutrição são fatores determinantes na altura do indivíduo. Rosenbaum et al. (1985 apud Spirduso, 2005), comparando classes sociais diferentes, encontrou diferenças significativas nas médias e no comportamento da altura durante o envelhecimento.

1.2.1.2 Peso corporal

Na mensuração do peso corporal por meio de uma balança simples, não são consideradas as diferenças entre peso relativo a órgãos, músculos, ossos ou gordura; assim, é considerada um marcador grosseiro. No entanto, não pode ser desconsiderada, pois é de fácil averiguação e pode demonstrar parâmetros importantes. De acordo com Spirduso (2005), estudos mostram que a perda repentina de peso no idoso pode ser o anúncio de:

- depressão (18%);
- câncer (16%);
- úlceras gastrointestinais (11%);
- hipertireoidismo (9%);
- efeitos de medicamentos ou respostas destes (9%);
- problemas neurológicos (7%);
- patologias diversas (30%).

A maioria dos idosos com excesso de tecido adiposo, apresenta esse tecido principalmente na região abdominal. Atualmente, sabe-se que esta disposição adiposa pode contribuir para problemas cardíacos.

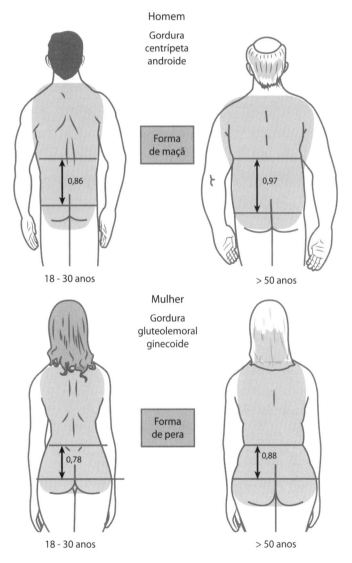

FIGURA 1.4 - DISTRIBUIÇÃO DE TECIDO ADIPOSO NO HOMEM E NA MULHER.
Fonte: adaptado de Spirduso (2005).

Tavares e Anjos (1999) analisaram a Pesquisa Nacional sobre Saúde e Nutrição. Não foram encontrados dados mais atuais que relacionem perfil antropométrico e condições sociais. Nascimento et al. (2011) relatam que são escassos estudos com essa característica. De acordo com Tavares e Anjos (1999), o sobrepeso foi prevalente nas áreas urbanas das regiões Sul e Sudeste do Brasil, ao passo que a magreza feminina é prevalente nas áreas rurais do Centro-Oeste e do Nordeste.

Segundo Nascimento et al. (2011), com base na Pesquisa de Orçamentos Familiares realizada em 2003, a prevalência de baixo peso é semelhante entre homens e mulheres de 65 a 74 anos; no entanto, a partir dos 75 anos, a prevalência é maior em homens do que em mulheres. A prevalência de sobrepeso foi maior nessa pesquisa em mulheres, tanto no grupo de 65 a 74 anos quanto no grupo com 75 ou mais anos.

Segundo Spirduso (2005), o peso corporal das mulheres aumenta gradativamente até aproximadamente 45 e 50 anos, então, estabiliza-se e aos 70 anos, aproximadamente, começa a diminuir. Nos homens, o aumento corporal segue até aproximadamente 40 anos, mas, depois, há uma diminuição lenta e gradual até a morte.

A maioria dos estudos sobre peso corporal apresenta corte transversal. Korkeila et al. (1991) apresentam um estudo longitudinal acompanhando 9 homens e 7 mulheres após os 70 anos. A estatura sofre forte influência genética; o peso corporal também sofre influência do componente genético, mas em menor medida. A estatura diminui com o aumento da idade em ambos os sexos, principalmente nas mulheres.

1.2.1.3 Índice de massa corporal

O índice de massa corporal (IMC) é uma forma de expressar o peso em relação à estatura e está relacionado à gordura relativa (Roche et al., 1982). O IMC é calculado dividindo-se o peso corporal em quilogramas pela altura em centímetros ao quadrado. Segundo Bernardo (2013), a Organização Mundial de Saúde preconiza que os indicadores do IMC são:

- IMC < 16: magreza grau III, grave;
- IMC ≥ 16 e ≤ 16,99: magreza grau II, moderada;
- IMC ≥ 17 e ≤ 18,49: magreza grau I, leve;
- IMC ≥ 18,5 e ≤ 24,99: normal;
- IMC ≥ 25 e ≤ 29,99: pré-obesidade, aumentada;
- IMC ≥ 30 e ≤ 34,99: obesidade grau I, moderada;
- IMC ≥ 35 e ≤ 39,99: obesidade grau II, grave;
- IMC ≥ 40: obesidade grau III, muito grave.

Esse instrumento é considerado atualmente como um método grosseiro e inadequado de averiguação antropométrica. É importante analisar mais criteriosamente o grupo que apresentar altos níveis de IMC, pois pode ser um caso de obesidade ou de massa muscular aumentada. Assim, pode tanto demonstrar um aspecto negativo quanto positivo. O IMC alto tem relação com as mortalidades por cardiopatias e diabetes; o IMC baixo tem alta relação com as mortalidades por pneumonia, gripe e suicídio; e o IMC demasiadamente baixo no idoso pode representar deficiência na massa muscular e óssea (Spirduso, 2005).

Davison et al. (2002) analisaram a relação entre IMC e limitações funcionais, com o estudo de 1.526 mulheres e 1.391 homens com idade de 70 anos ou mais. Os escores indicam que as mulheres com maior percentual de gordura corporal e as com IMC ≥ 30 eram duas vezes mais propensas a relatar as limitações funcionais que outras mulheres. De forma semelhante, mas menos significativa, foram encontradas relações entre os homens com mais alta porcentagem de gordura corporal e os homens com um IMC ≥ 35, com 1,5 vez mais probabilidade de apresentar um relatório de limitações. Sarcopenia em combinação com o elevado percentual de gordura corporal não foram associados com uma maior probabilidade de limitações funcionais. Assim, os autores concluem que a prevenção da acumulação excessiva de gordura corporal e a manutenção de um IMC dentro do normal podem reduzir a probabilidade de limitações funcionais na velhice.

1.2.1.4 Composição corporal

Não é possível entender as mudanças corporais na senescência considerando apenas peso e altura do indivíduo. Adultos que têm o mesmo peso e altura podem ter composições corporais muito diferentes. Uma pessoa pode apresentar como elemento determinante em sua composição alto nível de porcentagem muscular, isto é, tecido metabolicamente ativo e saudável; outro indivíduo pode apresentar pouco tecido muscular e alta porcentagem de gordura, que, em excesso, nada mais é que tecido inerte prejudicial, mesmo que ambos tenham o mesmo peso e altura.

A composição corporal total de um indivíduo pode ser clinicamente vista em (Spirduso, 2005):

- massa gorda (tecido adiposo);
- massa livre de gordura (proteína, água e minerais).

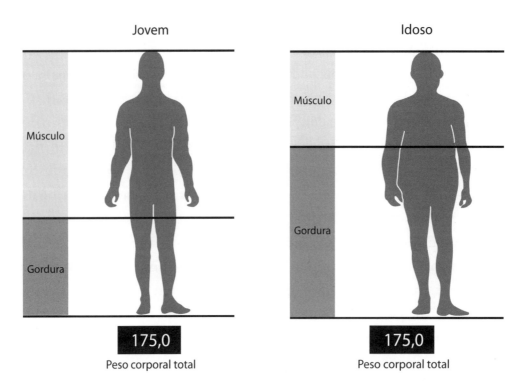

FIGURA 1.5 - QUANTIDADE DE TECIDO ADIPOSO EM JOVEM E IDOSO.
Fonte: adaptado de Spirduso (2005).

Apesar de a composição corporal ser fortemente influenciada pelo componente genético, componentes ambientais como nutrição, doença e atividade física também influenciam. Por exemplo: o consumo inadequado de cálcio e de vitamina D pode ter impacto negativo na formação e remodelação óssea, como a falta de proteínas e calorias pode limitar o desenvolvimento do tecido muscular. Spirduso (2005) relata que os idosos, por diversos motivos, alimentam-se menos que os adultos à medida que envelhecem e ficam facilmente subnutridos.

A redistribuição de gordura é diferente para os dois sexos. Nos homens, a gordura subcutânea diminui na periferia do corpo, mas o depósito de gordura aumenta tanto na região central ou abdominal – gordura subcutânea do tronco – (Schwartz et al., 1990) como internamente – órgãos gordurosos, por exemplo, coração, rins e fígado – (Borkan et al., 1983; Schwartz et al., 1990). A redistribuição começa ao final dos 20 anos e continua até os 60 anos; porém, cerca de 40% do aumento na gordura intra-abdominal ocorre até a quinta década.

Nas mulheres, a gordura corporal total aumenta com o envelhecimento, mas a subcutânea pode permanecer estável após os 45 anos, aproximadamente. Assim, a quantidade crescente de gordura corporal total nas mulheres deve-se, sobretudo, a um aumento na gordura corporal interna – visceral – (Durnin e Womersley, 1974).

Pollock et al. (1987) descobriram que a gordura corporal de corredores *masters* era de 5% a 10% mais alta que a dos corredores jovens de elite. Klesges et al. (1991) relataram que algumas evidências apontam para uma relação entre o peso corporal excessivo e a inatividade física.

Embora o aumento do peso corporal durante a vida comece a se estabilizar aos 50 anos, aproximadamente, e comece a diminuir na sétima década, a gordura corporal continua a aumentar por vários motivos, uma pequena porcentagem dos idosos com mais de 70 anos reduz muito o aporte de alimentos e sofre subnutrição.

A quantidade de gordura que o nosso corpo acumula à medida que envelhecemos depende de nossos hábitos alimentares e de exercícios individuais, além de nossa hereditariedade (Wilmore e Costill, 2001).

O organismo em envelhecimento perde porcentagem de água corporal. A quantidade de água presente no corpo depende da porcentagem de gordura corporal. Spirduso (2005) relata que o tecido muscular tem aproximadamente 70% de água, porcentagem superior aos aproximadamente 25% presentes no tecido adiposo. Isto é, os indivíduos que têm porcentagens mais altas de gordura corporal têm menor quantidade de água em seu organismo que os indivíduos com maior massa muscular. A porcentagem de água corporal diminui pela perda hídrica intracelular e há, também, perda de potássio, principalmente pela diminuição do número de células nos órgãos (Rebelatto e Morelli, 2007).

Quando embriões, os seres humanos são formados por aproximadamente 90% de água; no entanto, esta é substituída gradualmente durante o crescimento por sólidos. O adulto tem aproximadamente 70% de água em seu corpo. Já o indivíduo idoso chega a ter menos de 50% da composição corporal de água, sendo mais vulnerável à desidratação.

Com o envelhecimento, acontece uma diminuição significativa da massa livre de gordura corporal. Há perda de aproximadamente 3 kg por década em indivíduos sedentários, sendo substituída por massa gorda. Esse fato se dá pela diminuição da taxa metabólica de aproximadamente 10% ao ano, pela inatividade e pelos maus hábitos alimentares.

1.2.2 Sistemas ósseo, articular e muscular e envelhecimento

1.2.2.1 Sistema ósseo

O *esqueleto humano* não é somente um apoio mecânico para o corpo, mas serve também como reservatório de minerais, hormônios reguladores sistêmicos e fatores mediadores por inflamação. O desenvolvimento ósseo é guiado pelos níveis hormonais no sangue e pode se estender até os 30 anos. Durante a juventude, a prática de atividade física e a boa alimentação podem proporcionar um reservatório de osso e de cálcio que será diferencial no inevitável processo de perda óssea quando idoso.

Dois tipos de tecido ósseo compõem todos os ossos dos indivíduos adultos: o *tecido compacto*, bastante denso, e o *tecido esponjoso*, composto de material do tipo esponja ou favo de mel. Alguns ossos têm predominância de um tecido, como é o caso dos ossos da coluna, quadris e punhos, que têm predominância de tecido compacto. A perda óssea inicia-se precocemente e é maior no tecido esponjoso.

Durante toda a vida, os ossos sofrem remodelagem por meio da atividade das células chamadas *osteoblastos* e *osteoclastos*. Os osteoclastos são responsáveis por retirar o cálcio dos ossos e reconduzirem para a corrente sanguínea. Os osteoblastos são responsáveis pela formação ou reposição óssea, aumentando a incorporação de cálcio no osso, retirando-o do plasma, estimulados por um estresse local. A perda óssea característica do envelhecimento acontece pelo desacoplamento da formação e da reabsorção óssea.

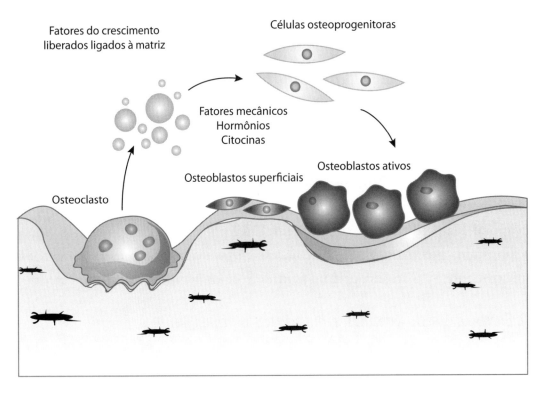

FIGURA 1.6 - MODELAGEM E REMODELAGEM ÓSSEA.
Fonte: adaptado de Cotran, Kumar e Collins (1999 apud Rebelatto e Morelli, 2007).

Na juventude, o osso "velho" é reabsorvido; no entanto, o osso "novo" forma-se mais rapidamente, assim, o osso "total" aumenta. Na fase adulta, o trabalho de reabsorção e formação tem uma velocidade equivalente, assim, não há perda líquida. Aproximadamente na metade da terceira década, o ritmo de reabsorção é superior ao de formação, ocorrendo uma perda óssea de aproximadamente 1% ao ano nas mulheres e de 0,3% ao ano nos homens. O ritmo de desacoplamento no osso do indivíduo idoso difere significativamente nos diferentes ossos, por exemplo, nos ossos de sustentação do peso, como também nas áreas de um mesmo osso; além disso, as mulheres têm maior e mais rápida perda de tecido ósseo do tipo esponjoso.

A regulação das funções das células ósseas é feita por meio de mecanismos sistêmicos e locais, sendo os principais reguladores sistêmicos o hormônio da paratireoide, a vitamina D e a calcitonina.

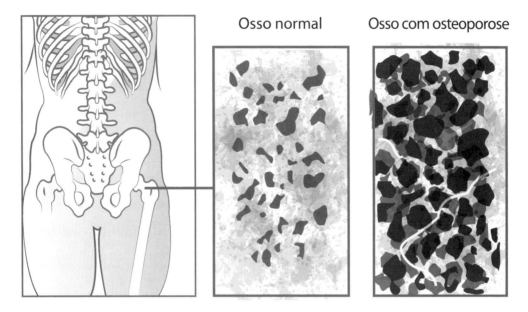

FIGURA 1.7 – OSSO NORMAL E OSSO COM OSTEOPOROSE.
Fonte: modificado de <http://www.institutomor.com.br/artigos1,vitamina-d-e-a-prevencao-a-osteoporose.html>. Acesso em: 9 mai. 2014.

O processo de desacoplamento, apesar de não ser totalmente explicado, pode ter os seguintes indicativos:

- mudanças nos hormônios que regulam o cálcio;
- diminuição na perfusão do tecido ósseo;
- mudanças nas propriedades do material mineral ósseo;
- redução do número de células e de atividades metabólicas das células que produzem o osso.

1.2.2.2 SISTEMA ARTICULAR

Os ossos são ligados entre si nas *articulações* por meio de ligamentos, tendões, tecido conectivo e, em alguns casos, pelos próprios músculos.

Existem dois tipos de articulações: *sinoviais* e *não sinoviais*. As articulações não sinoviais proporcionam a integridade estrutural e movimentos mínimos; são formadas por tecido conjuntivo, fibroso (suturas cranianas) e cartilaginoso (sínfises). As articulações sinoviais possibilitam grande amplitude de movimentos.

Nas articulações sinoviais, as extremidades dos ossos são revestidas pela lisa e elástica cartilagem hialina, que minimiza o atrito entre os ossos em movimento ou em atrito por ação muscular ou externa. Nesse tipo de articulação, existe um espaço intra-articular recoberto pela membrana sinovial, na qual se localiza o líquido sinovial, além da cápsula articular que circunda os ossos da articulação, mantendo-os unidos.

Com o envelhecimento, nas articulações não sinoviais, o tecido fibroso é substituído por tecido ósseo, iniciando-se por volta dos 30 anos de idade, diminuindo o número de ossos (por exemplo: craniano) e tornando-os menos resistentes a fraturas.

Já as articulações sinoviais, com o envelhecimento, sofrem alterações nas cartilagens com a diminuição do número de condrócitos (responsáveis pela formação), na quantidade de água e de proteoglicanos (fibras elásticas) e com o aumento do número e da espessura das fibras colágenas (fibras de resistência), tornando a articulação enrijecida e a cartilagem mais fina, com rachaduras e fendas na superfície (Rossi e Sader, 2006).

Todas essas modificações nas articulações aliadas a outras modificações, como a que acontece nos ossos e no tecido muscular, resultam em modificações na postura corporal, com aumento de cifoses e de escolioses, como se pode ver na Figura 1.8:

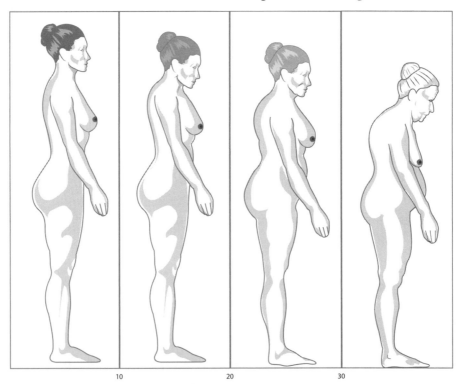

FIGURA 1.8 - DIMINUIÇÃO DA ESTATURA. A COLUNA TORNA-SE ENCURVADA E O ABDOME, PROTUBERANTE.
Fonte: modificado de <http://www.trabalhosdeenfermagem.com/2011/05/alteracoes-do-sistema-musculo.html>. Acesso em: 9 mai. 2014.

1.2.2.3 Sistema muscular

Os *músculos* são organizados por fascículos, que, por sua vez, são feixes de *fibras*, que são formadas por *miofibrilas*, que, por sua vez, são formadas por *miofilamentos*.

Dois fenômenos ocorrem com o envelhecimento no sistema muscular: a *sarcopenia* e a *perda das unidades motoras*.

A sarcopenia é a perda da massa muscular pela diminuição da área de secção transversal, com a atrofia das fibras musculares.

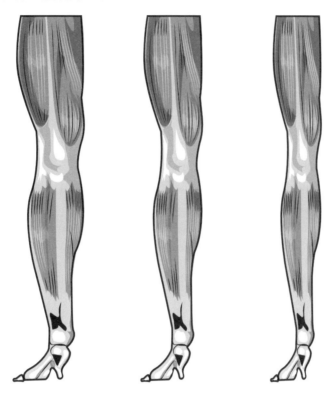

FIGURA 1.9 – DIMINUIÇÃO DA MASSA MUSCULAR CAUSADA PELO ENVELHECIMENTO.
Fonte: modificado de <http://biobioenvelhecimento.blogspot.com.br/2008_06_01_archive.html>. Acesso em: 9 mai. 2014.

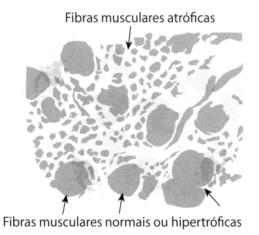

FIGURA 1.10 – ATROFIA DAS FIBRAS MUSCULARES CAUSADAS PELO ENVELHECIMENTO.

Juntamente, acontece o aumento de tecido não contrátil intramuscular (tecido conjuntivo e adiposo).

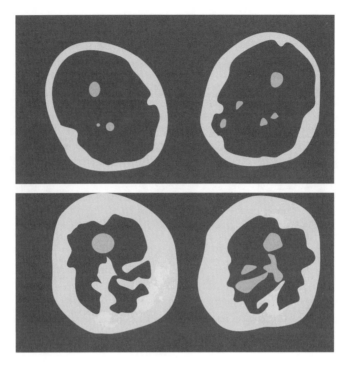

FIGURA 1.11 - AUMENTO DO TECIDO NÃO CONTRÁTIL DOS 21 AOS 63 ANOS.
Fonte: <http://functionalandperformancefitness.blogspot.com.br/2013/08/muscular-loss-and-aging.html>. Acesso em: 9 mai. 2014.

Outro evento verificado com o envelhecimento é a perda de unidades motoras completas, isto é, o neurônio motor, o axônio e todas as fibras musculares inervadas.

Unidade motora: Controle da atividade muscular

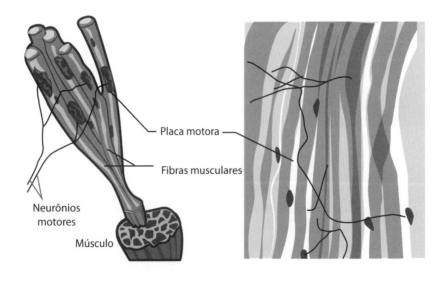

FIGURA 1.12 - MÚSCULO E UNIDADE MOTORA.

Nos músculos, existem alguns tipos de fibras musculares: as fibras do *tipo I* têm velocidade contrátil lenta, alta resistência à fadiga e são encontradas em maior concentração nas musculaturas antigravitacionais; as fibras do *tipo II* são fibras com velocidade contrátil rápida. Os idosos apresentam alterações em todos os seus tipos de fibras, no entanto, as alterações mais significativas são encontradas nas fibras do tipo II, o que colabora para que esses indivíduos tenham movimentos mais lentos.

1.2.3 Sistemas circulatório, cardíaco e respiratório e envelhecimento

1.2.3.1 Sistema circulatório

As paredes dos vasos apresentam alta densidade de fibras elásticas em meio a fibras musculares e colágenas. Com o envelhecimento, as fibras elásticas diminuem e ocorre o aumento das fibras de colágeno, com a deposição de cálcio, tornando os vasos sanguíneos mais rígidos, levando ao aumento da pressão arterial (Rebelatto e Morelli, 2007). O termo *pressão arterial* (PA) se refere à pressão exercida pelo sangue nas paredes dos vasos sanguíneos.

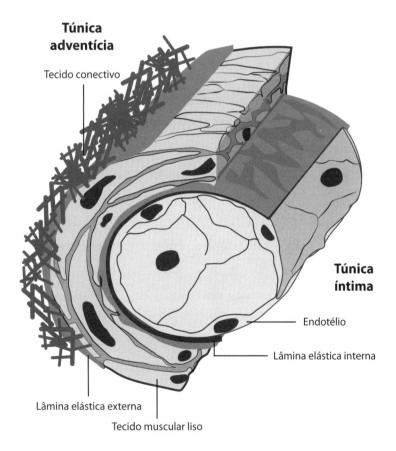

Figura 1.13 – Vasos sanguíneos.
Fonte: <http://www.hhibarra.com/azul/Hipertext/rep-vascular.htm>. Acesso em: 9 mai. 2014.

Segundo Lakatta (1990), a PA aumenta com a idade, e a sistólica aumenta mais que a diastólica. Com o enrijecimento dos vasos sanguíneos, as artérias acomodam o volume de ejeção mais lentamente. O resultado é um aumento relacionado à idade na pressão de pulso em repouso e na PA sistólica, podendo levar ao desenvolvimento da hipertensão arterial. Benetos et al. (1997) e Domansky et al. (1999) concluíram, por meio da amostra de pacientes entre 50 e 79 anos, que existem elevados riscos cardiovasculares associados à maior pressão de pulso. Vasan et al. (2002) divulgaram que pessoas na idade adulta apresentam 90% de risco de se tornarem hipertensas ao atingirem uma idade mais avançada. Segundo Sander (2002), a hipertensão persiste como sendo o maior fator de risco primário para as doenças cardiovasculares em idosos, seguido de outro fator muito importante: o *sedentarismo*. De acordo com Spirduso (2005), considera-se hipertensiva e preocupante uma PA sistólica superior a 160 mmHg, ou uma PA diastólica maior que 95 mmHg, já que de 65% a 70% dos eventos cardiovasculares (fatais e não fatais) ocorrem em pessoas hipertensas.

1.2.3.2 Sistema cardíaco

Com o aumento da PA, o coração necessita de maior esforço para bombear o sangue para todo o corpo. Assim, o ventrículo esquerdo sofre uma hipertrofia dos miócitos, aumentando sua espessura em, aproximadamente, 30% entre 25 e 80 anos (Spirduso, 2005). No entanto, existem estudos que mostram que esse evento dependerá do estilo de vida adotado. Em alguns casos de indivíduos sedentários, foi notada a redução da massa do ventrículo esquerdo; apesar da hipertrofia dos miócitos, houve uma diminuição do número destes (Freitas e Kopiller, 2006).

Com o envelhecimento, acontece a degeneração e a perda de algumas células cardíacas. É verificado um acúmulo de tecido adiposo no coração senil, em especial nos átrios e no septo intercavitário. No entanto, esses eventos não causam grandes mudanças funcionais.

Outra característica do coração do idoso é a *fibrose*, que se manifesta pelo aumento de fibras colágenas e elásticas, com a calcificação. A *lipofuscina* é um acúmulo de pigmentos frequentemente encontrados no coração envelhecido.

Nas valvas cardíacas, principalmente nas valvas mitral e aórtica, pode-se verificar alterações decorrentes da senescência. Em 50% das pessoas com mais de 80 anos, verifica-se a calcificação da valva mitral. Na valva aórtica, é frequente a ocorrência de acúmulos de gordura, fibrose, degeneração colágena e aparecimento de pequenos aglomerados de áreas fibrosas nas bordas de fechamento das cúspides, chamados *excrescência de Lambl*.

À medida que envelhecemos, o sistema cardíaco e os vasos tornam-se menos sensíveis à estimulação ß-adrenérgica, impossibilitando o alcance de níveis máximos de frequência cardíaca (FC) antes possíveis. A FC reflete a quantidade de esforço que o coração deve realizar ao satisfazer as demandas aumentadas do corpo durante a atividade. Assim, a frequência cardíaca máxima (FCmáx) tende a diminuir aproximadamente de 6 a 10 batimentos por década. Nos idosos, a FC de repouso tende a se reduzir conforme os parâmetros de elevação da idade e a se aumentar em proporção direta à intensidade dos exercícios impostos, não atingindo a FCmáx e o VO_2máx durante o esforço, se comparados com indivíduos mais jovens.

1.2.3.3 Sistema respiratório

As modificações no *sistema respiratório* com o envelhecimento vão desde alterações no nariz, nas cartilagens costais, nas articulações costoesternais, nos canais respiratórios, até modificações no próprio pulmão. Com o envelhecimento fisiológico, ocorre o aumento das cartilagens; assim, um indivíduo idoso apresenta um aumento de aproximadamente 0,5 cm tanto na largura quanto no comprimento do nariz, tornando a cavidade nasal menor.

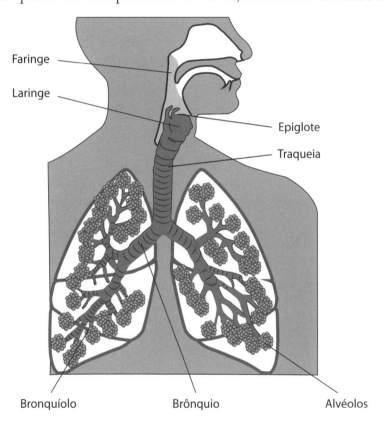

Figura 1.14 - Interior dos pulmões e das vias aéreas.
Fonte: <http://sistcardiorresp.alojamentogratuito.com/Resumo_teorico.htm>. Acesso em: 7 jun. 2010.

No sistema articular, a articulação do manúbrio com o esterno e a junção das cartilagens costais com o esterno se tornam mais rígidas, diminuindo a complacência. As cartilagens da traqueia dos brônquios também se calcificam, tornando-se cada vez mais rígidas.

Os músculos lisos encontrados nos bronquíolos perdem sua distensibilidade, pois são substituídos gradualmente por tecido conjuntivo. As propriedades elásticas dos pulmões e parede do tórax diminuem com as alterações na quantia e na composição dos componentes de tecido conjuntivo do pulmão, ou seja, da elastina, do colágeno e das proteoglicanas.

O trabalho respiratório aos 70 anos é quase duas vezes maior que aos 30 anos, para compensar as mudanças na complacência toracopulmonar.

A superfície alveolar é diminuída pelo enfraquecimento muscular, pela fibrose e pela calcificação das estruturas do tórax.

1.2.4 Sistema nervoso central e periférico e envelhecimento

Com o envelhecimento, acontece a diminuição do peso e do volume cerebral. É possível verificar que aos 90 anos o cérebro está 10% menor que aos 30 anos, com atrofia cerebral e aumento do volume dos ventrículos encefálicos. Os *sulcos* e os *giros* cerebrais também sofrem alterações com o envelhecimento. Os sulcos tornam-se mais largos e profundos, ao passo que os giros se estreitam; muitos neurônios morrem com o envelhecimento, os restantes sofrem mudanças nos axônios, nos dendritos e nos corpos celulares. As substâncias brancas diminuem nas partes mais anteriores do corpo caloso a partir dos 65 anos. Rebelatto e Morelli (2007) citam que alguns estudos constatam a perda de massa cinzenta e a relacionam com a atrofia neuronal. As principais perdas de peso e de volume acontecem nos lobos frontais e temporais, em especial, no complexo amígdala-hipocampal. O lobo frontal é responsável pelo planejamento consciente e pelo controle motor; já o lobo temporal é formado pelos centros de memória e de audição; o complexo amígdala-hipocampal é responsável pela memória e pelo aprendizado.

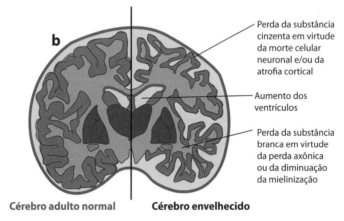

Figura 1.15 – Alterações cerebrais com o envelhecimento.
Fonte: adaptado de Rebelatto e Morelli (2007).

Uma das alterações mais impressionantes com o envelhecimento cerebral é que os ramos dendríticos se tornam mais finos e perdem contato interneuronal. Tais ramos são as principais vias pelas quais os neurônios se comunicam, causando grandes danos para a cognição, interrompendo as redes neuronais.

O sistema nervoso periférico também sofre perdas. A medula espinal sofre o decréscimo de neurônios motores e as raízes dos nervos espinais sofre a perda de fibras entre 20 e 60 anos.

1.2.5 Sistema sensorial e envelhecimento

1.2.5.1 Sistema epitelial

A *pele* é o maior órgão do corpo humano e é nela que mais se transparece o envelhecimento para a sociedade. A pele do idoso também sofre alterações, ficando menos elástica pela redução da elastina. Ocorre também a redução da pele e do tecido subcutâneo, levando ao aparecimento das rugas. Observa-se, também, a diminuição da atividade das glândulas sebáceas e sudoríparas, proporcionando uma pele mais ressecada e áspera, mais sujeita a lesões.

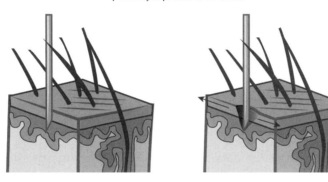

FIGURA 1.16 - DIFERENÇA NA PERFURAÇÃO DA PELE DE UM ADULTO E DE UM IDOSO.
Fonte: adaptado de Rebelatto e Morelli (2007).

Quando furada com uma agulha, a pele de um jovem produz um orifício circular, ao passo que a pele de um idoso é rasgada, produzindo uma fenda. Podem aparecer manchas hiperpigmentadas, marrons, lisas e achatadas, pela alteração dos melanócitos (células que dão cor à pele), principalmente na face e no dorso da mão.

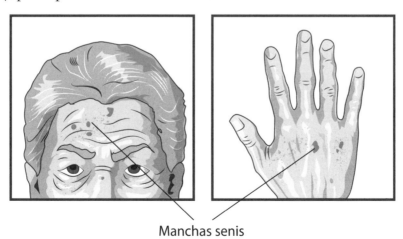

FIGURA 1.17 - MANCHAS SENIS.
Fonte: modificado de <http://www.funscrape.com/Image/56438/Age+Spots.html>. Acesso em: 5 fev. 2009.

Com o envelhecimento, também é observada a diminuição geral dos pelos por todo o corpo, exceto nas narinas e nas sobrancelhas. Os cabelos perdem pigmentos, ficando brancos. Existem fatores extrínsecos que aceleram o envelhecimento da pele (Figura 1.18).

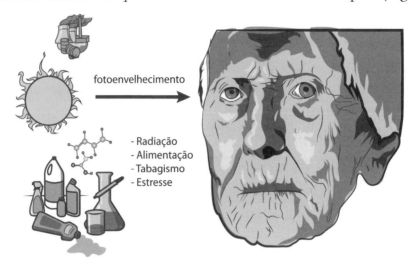

FIGURA 1.18 – FATORES QUE ACELERAM O ENVELHECIMENTO DA PELE.

1.2.5.2 SISTEMA VISUAL

As informações oferecidas pelo *sistema visual*, com o envelhecimento, tornam-se reduzidas e distorcidas. A acuidade visual, isto é, a medida da discriminação visual de detalhes finos, pode declinar 80% até os 90 anos. A mácula lútea, que é a parte do olho mais importante para discriminação de contrastes, sofre uma degeneração em aproximadamente 15% das pessoas com mais de 85 anos e é a causa mais comum de cegueira em idosos. A pupila, parte responsável por filtrar a luz, diminui de tamanho, ficando mais difícil a visão em casos de alterações abruptas de luminosidade; esse fato é evidenciado com a diminuição do número de axônios do nervo óptico e as alterações do processamento no tálamo e no córtex occipital. Na íris, que é a parte colorida dos olhos, encontra-se o acúmulo de pigmentos com o envelhecimento. O cristalino, conhecido como a "lente dos olhos", perde a transparência e a capacidade de acomodação.

QUADRO 1.1 – ALTERAÇÕES NO SISTEMA VISUAL E SUAS CONSEQUÊNCIAS

Alteração	Consequências
Diminuição da acuidade visual.	Detalhes passam despercebidos.
Diminuição do campo visual.	Esbarrar em objetos.
Lentidão na adaptação ao escuro.	Demora em se adaptar em ambientes mal-iluminados.
Diminuição da noção de profundidade.	Dificuldade em verificar o contraste numa superfície.
Diminuição na discriminação das cores.	Dificuldade em ambientes com monotonia de cores.
Diminuição da capacidade de lidar com o ofuscamento.	Dificuldade na percepção do piso quando este reflete a luz.

Fonte: adaptado de Rebelatto e Morelli (2007).

Com o envelhecimento, ocorre maior sensibilidade do olho ao brilho ou reflexo luminoso, causado pelas reações mais lentas da pupila. Freitas e Kopiller (2006) relatam que acontece a redução da discriminação das cores e da visão de profundidade. Mencionam também que, para manter o reconhecimento adequado do ambiente, o idoso precisa de, pelo menos, o dobro de iluminação para cada década de vida adulta.

O problema visual mais comum com o envelhecimento é a *presbiopia*, que é a dificuldade de focalizar os objetos; as causas possíveis são:

- aumento da rigidez dos tecidos que formam a lente;
- diminuição da rigidez da cápsula da lente;
- eficiência diminuída da musculatura ciliar;
- aumento da rigidez da coroide;
- alteração da relação geométrica entre os componentes do sistema de acomodação.

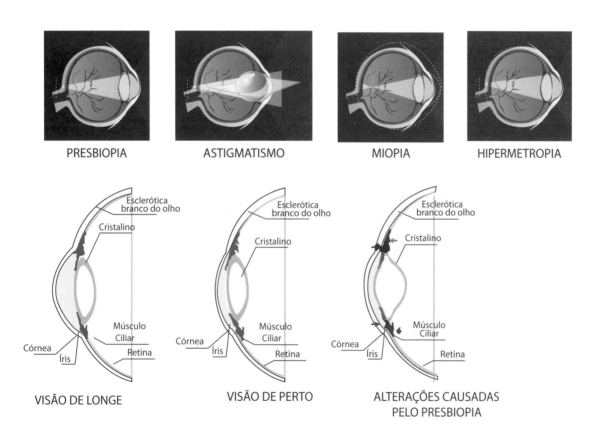

FIGURA 1.19 - ALTERAÇÕES OFTALMOLÓGICAS.
Fonte: modificado de <http://www.cirurgiadecatarata.com.br/learn-about-cataracts/nearsightedness-farsightedness-astigmatism-presbyopia.asp>. Acesso em: 9 mai. 2014.

As maiores perdas na visão do idoso ocorrem na visão periférica. Dos 20 aos 80 anos, há uma perda de metade das células nervosas que processam a informação visual.

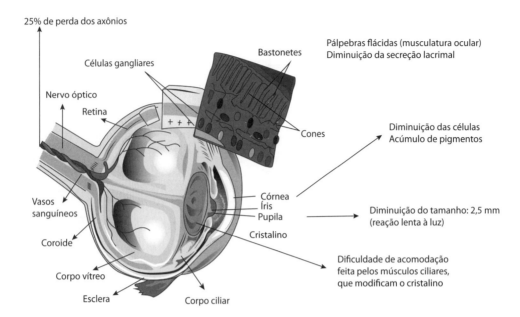

FIGURA 1.20 – ALTERAÇÕES VISUAIS COM O ENVELHECIMENTO.
Fonte: modificado de Gowdak e Gowdak (1989).

1.2.5.3 SISTEMA AUDITIVO

As alterações no sistema auditivo se iniciam com o aumento do pavilhão auditivo.

A *presbiacusia* é o mais frequente declínio da função auditiva com o envelhecimento, que tem como característica ser gradual, progressiva e bilateral de tons de alta frequência. Tem como causas alterações no órgão sensorial periférico e nas porções auditivas do córtex cerebral responsável pela compreensão dos sons. O órgão sensorial periférico é composto pelo ouvido externo, ouvido médio, ouvido interno e vias centrais, sendo responsável pela sensibilidade auditiva.

Nas Figuras 1.21 a 1.23, modificações no ouvido externo, médio e interno.

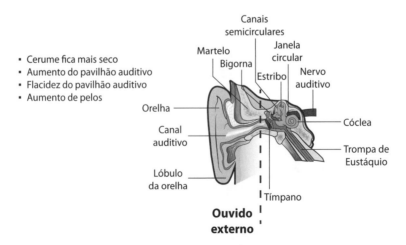

FIGURA 1.21 – ALTERAÇÕES DO OUVIDO EXTERNO COM O ENVELHECIMENTO.
Fonte: modificado de Quintela (2007).

O ouvido e o nariz continuam aumentando durante o envelhecimento. No entanto, a audição é diminuída. Com o aumento do pavilhão do ouvido, acontece a flacidez do canal auditivo, prejudicando a audição. Com o envelhecimento, as glândulas ceruminosas produzem cera mais seca e em maior quantidade, podendo atrapalhar a audição. Além disso, existe o aumento de pelos nesse local.

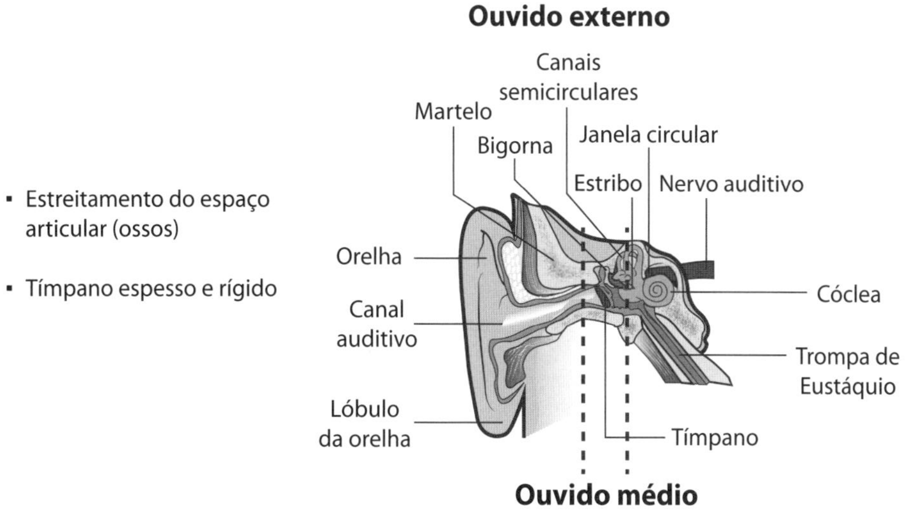

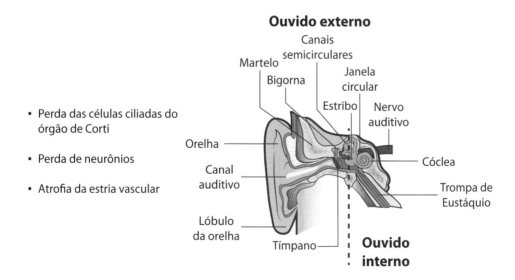

FIGURA 1.22 – ALTERAÇÕES DO OUVIDO MÉDIO COM O ENVELHECIMENTO.
Fonte: modificado de Quintela (2007).

No ouvido médio, a audição é dificultada pelo estreitamento do espaço articular entre os ossos martelo, estribo e bigorna. O tímpano torna-se mais espesso e rígido, dificultando a passagem da vibração do som.

FIGURA 1.23 – ALTERAÇÕES DO OUVIDO INTERNO COM O ENVELHECIMENTO.
Fonte: modificado de Quintela (2007).

No ouvido interno, a perda das células ciliadas do órgão de Corti, de neurônios e a atrofia da estria vascular dificultam a transmissão da informação sonora ao sistema nervoso central (SNC).

1.2.5.4 Sistema vestibular

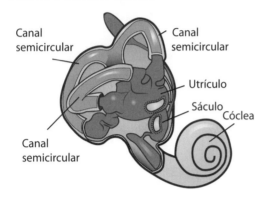
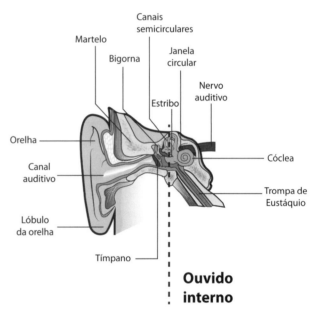

FIGURA 1.24 - ALTERAÇÕES NO SISTEMA VESTIBULAR COM O ENVELHECIMENTO.
Fonte: modificado de Quintela (2007).

O desequilíbrio presente no idoso é denominado *presbiastasia*; está relacionado com perdas no sistema vestibular. As forças associadas à aceleração da cabeça em potenciais de ação são percebidas nos órgãos terminais do sistema vestibular, produzindo a consciência da posição da cabeça no espaço, disparando os reflexos motores para a estabilidade postural e ocular. Essas informações são processadas nos centros corticais do tronco cerebral e da medula espinal; estima-se que com o envelhecimento haja uma perda neuronal de aproximadamente 3%.

A partir dos 40 anos, com o envelhecimento, os neurônios vestibulares diminuem tanto em número quanto em tamanho da fibra nervosa. Há pessoas com mais de 70 anos com perda aproximada de 40% das células sensoriais do sistema vestibular.

O *utrículo* e o *sáculo* são responsáveis por perceber a aceleração linear, e sofrem uma perda de 20% de suas células pilosas. Os canais semicirculares monitoram a aceleração angular e, com o envelhecimento, têm uma perda celular de 40%.

1.2.5.5 Sistema somatossensorial

O *sistema somatossensorial* inclui receptores cutâneos, que são responsáveis por fornecer informações sobre toque e vibração, e receptores musculares, que percebem a posição dos membros, do corpo e suas mudanças. As informações que esse sistema proporciona são fundamentais para o controle do movimento.

Com o envelhecimento, acontece a degeneração de alguns receptores. Responsáveis por detectar o toque leve, os corpúsculos de Meissner diminuem sua concentração. Os corpúsculos de Pacini, que detectam características repetitivas do tato (vibração), sofrem alterações morfológicas e diminuição de densidade. Guccione (2002) relata que, com a senescência, ocorre o declínio das fibras aferentes e os nervos periféricos também se degeneram.

Os proprioceptores musculares fornecem informações relativas a deslocamentos mecânicos dos músculos e articulações: o órgão tendinoso de Golgi é responsável por detectar angulações de faixas máximas e o fuso muscular percebe angulações de faixas médias em velocidades rápidas. Com o envelhecimento, um comprometimento significativo é verificado em manipulações com velocidade lenta.

1.3 Relações entre atividade física e capacidades físicas do idoso

A maioria das alterações relatadas anteriormente se acentuam com a idade, pela insuficiente atividade do sistema neuromuscular e pela falta ou diminuição do condicionamento físico, determinando complicações e condições debilitantes, inanição, desnutrição, ansiedade, depressão, insônia etc. Essas condições, por sua vez, conduzem à imobilidade, à debilidade muscular e à enfermidade, estabelecendo-se um círculo vicioso clássico em geriatria.

Dessa forma, vem sendo amplamente discutida na literatura a prática regular de exercícios físicos, estratégia primária, preventiva, atrativa e eficaz, para manter e melhorar o estado de saúde física e psíquica em qualquer idade. Essa estratégia tem efeitos benéficos, diretos e indiretos, para prevenir e retardar as perdas funcionais do envelhecimento, reduzindo o risco de enfermidades e transtornos frequentes na terceira idade, como: coronariopatias, hipertensão, diabetes, osteoporose, desnutrição, ansiedade, depressão e insônia (Lewis e Modlesky, 1998; de Jong et al., 1999; Polidori et al., 2000).

Há mais de 30 anos na comunidade gerontológica, a *teoria da atividade geral* sustenta que as pessoas mais ativas vivem mais que as sedentárias. Quando solicitado que fizessem uma lista dos "segredos da longevidade", sujeitos com mais de 85 anos citaram em primeiro lugar: *trabalhar duro*; *exercitar-se*; e *manter-se física e mentalmente ativos*. Outros "segredos" citados foram: hereditariedade; boa saúde a vida toda; forte fé religiosa; atitude positiva em relação a si mesmo e aos outros; abstinência ao álcool, ao cigarro e a outras drogas; boa alimentação; bom sistema de apoio dos familiares; ajuda aos demais; descanso e sono adequados; e uso dos recursos de assistência médica (Spirduso, 2005).

São inúmeros os trabalhos que apresentam benefícios biológicos que a atividade física pode proporcionar, minimizando ou revertendo alguns dos declínios físicos ocorridos naturalmente com a senescência.

A perda de massa óssea natural no envelhecimento e a osteoporose não são irreversíveis e podem ser prevenidas por meio da realização de exercícios isométricos e isotônicos. Existem alguns estímulos que podem ser intensificados com atividade física, evitando a perda da massa óssea nos idosos. São eles: o efeito da gravidade (peso do corpo), a tração exercida pelos músculos sobre os ossos nos quais se inserem e as forças hidrostáticas responsáveis pela corrente sanguínea (Queiroz, 1998).

Com as perdas fisiológicas, acontecem declínios das capacidades físicas com o envelhecimento. No entanto, estudos mostram que, mesmo no idoso, força muscular, flexibilidade, equilíbrio e resistência aeróbia podem ser melhorados com a atividade física.

1.3.1 Força muscular

A redução da *força muscular* é uma característica frequentemente observada com o envelhecimento; pode comprometer a realização de tarefas simples da vida diária, como levantar de uma cadeira ou segurar um neto nos braços. Além disso, o enfraquecimento muscular tem uma relação direta com prejuízos no equilíbrio, na força muscular e na velocidade de reação (Buranello et al., 2011). É responsável por quedas frequentes, fato considerado uma das maiores causas de morbidade e de mortalidade dessa população.

O grau de força necessário para satisfazer às demandas diárias do cotidiano permanece inalterado durante a vida. No entanto, a força máxima de uma pessoa, geralmente bem acima das demandas diárias no início da vida, diminui de forma constante com o envelhecimento. Por exemplo: a capacidade de mudar da posição sentada para a posição em pé é comprometida em torno dos 50 anos e, por volta dos 80 anos, essa tarefa se torna impossível para algumas pessoas.

Os adultos mais velhos são tipicamente capazes de participar de atividades que exigem apenas quantidades moderadas de força muscular. Por exemplo: a abertura da tampa de um frasco que apresenta resistência é uma tarefa que pode ser facilmente realizada por 92% das pessoas na faixa etária de 40 a 60 anos, porém, após os 60 anos, a taxa de insucesso na realização dessa tarefa aumenta, consideravelmente, para 68%. Entre os 71 e 80 anos, somente 32% das pessoas conseguem abrir o frasco (Wilmore e Costill, 2001).

Dados longitudinais de Kallman, Plato e Tobin (1990) mostraram que, embora a força de preensão na população geral esteja relacionada ao envelhecimento, as pessoas diferem muito com relação à magnitude de força perdida. Muitos dos indivíduos mais idosos nessa população perderam menos força durante um período de 10 anos que os indivíduos mais idosos de meia idade; cerca de 29% dos indivíduos de meia-idade e 15% dos indivíduos mais idosos não perderam força alguma durante 10 anos.

Apesar da perda da força muscular ser inevitável no idoso, a atividade física, de uma forma geral – e mais intensamente por meio do treinamento da força – pode minimizar esse quadro.

Lexell et al. (1995) relatam que o treinamento de força reduz a atrofia muscular nos indivíduos mais velhos e pode, de fato, fazer que eles aumentem a área transversal de seus músculos. Assim, acredita-se que o treinamento poderia reduzir a perda de massa muscular observada durante o envelhecimento (Trappe et al., 1996).

Brown e Holloszy (1991), Gillett (1989) e Sager (1984) apontam que pessoas muito idosas que não podem participar de um programa de força e de alta resistência para obter ganhos substanciais de força, flexibilidade e mobilidade podem alcançar esses objetivos com programas de exercício leves ou de impacto muito baixo. Um programa de exercícios de intensidade relativamente baixa, cinco vezes por semana, durante três meses, resultou em um equilíbrio postural significativamente melhor em mulheres de 60 a 71 anos (Brown e Holloszy, 1991).

Segundo Viljanen, Viitasalo e Kujala (1991), os adultos mais idosos que permanecem fisicamente ativos têm níveis de força superiores aos dos sedentários. Da mesma forma, Rikli e Busch (1986) relatam que as mulheres que mantiveram um estilo de vida fisicamente ativo apresentaram níveis maiores de força de preensão que mulheres sedentárias.

Em relação às alterações relacionadas a força muscular de idosos, Fiatarone et al. (1994) e Charette et al. (1991) demonstraram que a força muscular de mulheres idosas pode ser aumentada mediante programas de alta ou de baixa intensidade. Esses autores, constataram, ainda, que o treinamento de força de alta intensidade melhora significativamente não só a força e a resistência, mas, também, a velocidade da marcha, a velocidade máxima da marcha e a capacidade de subir e descer escadas.

Hurley e Roth (2000) relatam que o treinamento de força para idosos é eficaz para minimizar a sarcopenia muscular, pois produz aumentos substanciais na força, na massa, na potência e na qualidade dos músculos esqueléticos. Mencionam outros benefícios, como: normalização da PA; redução da resistência à insulina; diminuição tanto da gordura total como da intra-abdominal; aumento da taxa metabólica de repouso; prevenção da perda da densidade óssea; redução dos fatores de risco de quedas; redução da dor; melhora da função naqueles indivíduos com osteoartrite. No entanto, o trabalho de força não aumenta significativamente o consumo máximo de oxigênio, nem a flexibilidade no idoso.

O treinamento de força de longa duração aumenta a densidade óssea, prevenindo o risco de osteoporose. Além disto, as melhorias geradas na força muscular e no equilíbrio pelo treinamento podem ajudar a prevenir as quedas que podem provocar as fraturas nos idosos (Peterson, Bryant e Peterson, 2001).

Schlicht, Camaione e Owen (2001) afirmam que força e tamanho muscular diminuem com o envelhecimento, resultando em aumento no número de quedas, proporcionando prejuízos econômicos e funcionais. Os autores estudaram idosos com idades entre 61 e 87 anos (média de 72, desvio padrão – DP – de 6,3), que participaram de um programa de 8 semanas com exercícios de força. Citam que nenhuma ocorrência de lesão foi observada, mas, sim, ganho significativo de força; no entanto, não encontraram relação entre ganho de força e queda.

Stel et al. (2003), ao pesquisarem 439 indivíduos com idades entre 69 e 92 anos, avaliaram a relação entre equilíbrio, força muscular e atividade física. Relatam que o ganho de equilíbrio e de força (manual) diminui a frequência de quedas.

Arai et al. (2006) realizaram um estudo com o objetivo de avaliar a relação entre as mudanças nas condições físicas e funcionais com o exercício. Foram avaliados 266 indivíduos com 60 anos ou mais. Os resultados indicam que houve melhora na força de preensão manual, no equilíbrio estático em um pé só, no equilíbrio dinâmico, na flexibilidade (sentar e alcançar) e de resistência após o período de intervenção. As alterações funcionais mostraram correlações negativas significativas com as primeiras medições do desempenho físico.

1.3.2 Flexibilidade muscular e articular

Todas as pessoas têm um grau de flexibilidade da musculatura e da articulação, que, com o passar do tempo, diminui. A flexibilidade é mantida nas articulações por meio de sua utilização e da prática de atividades físicas que distendam os músculos sobre elas.

Os indivíduos têm sua flexibilidade muito reduzida à medida que envelhecem, e essa perda pode ser minimizada se os membros forem movidos ativamente, por meio da amplitude de movimento, ou movidos passivamente (Chapman, de Vries e Swezey, 1972).

Williams et al. (1995) enfoca que o encurtamento muscular no idoso é mais acentuado nos membros inferiores e nos eretores do tronco. Além disso, Sharp (2000) aponta que o alongamento é necessário para a completa recuperação da flexibilidade das articulações da coluna vertebral e dos quadris, garantindo que as faces das articulações e suas cartilagens continuem saudáveis por serem flexionadas dentro dos limites.

A articulação do tornozelo também perde flexibilidade com o envelhecimento. Foi demonstrado que as mulheres perdem 50% de sua amplitude de movimento na articulação do tornozelo e os homens perdem cerca de 35% dos 55 até os 85 anos (Vandervoort et al., 1992). Essa redução ocorre principalmente nos flexores de tornozelo, levando à perda de amplitude de movimento, aumentando o risco de quedas, quando somada às perdas de força relacionadas à idade. Dessa forma, em um programa de atividade física, torna-se necessário que se trabalhe a força em conjunto com o alongamento muscular para que haja maior disposição e prevenção, pois músculos altamente estendidos são relativamente fracos e possibilitam um certo desequilíbrio nos idosos (Nahas, 2000).

Outro benefício da prática de atividade física está relacionado com a melhora na flexibilidade dos idosos. Chapman, de Vries e Swezey (1972) observaram que um programa de exercícios de alongamento e resistência progressiva alcançou a mesma porcentagem de melhora na amplitude de movimento em sujeitos idosos (com idades entre 63 e 88 anos) que nos sujeitos jovens (15 a 19 anos), embora suas articulações tenham permanecido mais rígidas que as articulações dos homens mais jovens.

Raab et al. (1988) relatam que um programa de exercícios com duração de 25 semanas melhorou a flexibilidade da articulação na flexão plantar do tornozelo, flexão do ombro, abdução do ombro e rotação esquerda do pescoço. Da mesma forma, Brown e Holloszy (1991) também encontraram melhoras na amplitude de movimento da articulação naqueles que seguiram um programa de exercícios de cinco vezes por semana, durante três meses. Esse programa incluiu exercícios de alongamento e a maior melhora encontrada (35%) foi na flexão do quadril.

1.3.3 Resistência aeróbia

Capacidade aeróbia é a capacidade do sistema cardiopulmonar em oferecer sangue e oxigênio aos músculos ativos e dos músculos utilizarem o oxigênio e substratos energéticos para realizar um trabalho durante o esforço físico máximo. É determinada medindo-se o $VO_2máx$, que pode ser alcançado durante o esforço físico.

A principal razão pela qual o $VO_2máx$ decresce com a idade é que a FCmáx diminui com o envelhecimento, mas, pelo menos, parte do declínio do $VO_2máx$ é provavelmente em virtude de um decréscimo relacionado à idade na massa muscular, na capacidade de redirecionar o fluxo sanguíneo de órgãos para músculos em atividade e na capacidade dos músculos de utilizar o oxigênio (Spirduso, 2005).

A perda de desempenho relacionada ao envelhecimento também é maior em mulheres que em homens (Shephard, 1987), já que, embora ocorra uma perda substancial na massa muscular em ambos os sexos, as mulheres perdem maior porcentagem de sua massa muscular que os homens. O decréscimo do VO_2 que acompanha o envelhecimento pode acelerar entre 65 e 75 anos e, novamente, de 75 a 85 anos (Shephard, 1987). O treinamento físico, embora não possa prevenir uma perda de VO_2 relacionada à idade, pode alterar substancialmente os níveis globais do VO_2máx.

Rowe e Kahn (1987), em uma pesquisa cumulativa sobre os efeitos de treinamento nos idosos, sustentam a ideia de que uma quantidade substancial de deterioração física previamente atribuída ao envelhecimento pode ser prevenida, retardada ou, em muitos casos, revertida. Além disso, os mesmos autores apoiam a ideia de que um estilo de vida de exercício intensivo habitual faz uma diferença impressionante nos marcadores fisiológicos, como o VO_2máx. Claramente, quando pessoas idosas sedentárias iniciam programas de exercícios, a capacidade aeróbia pode ser restabelecida para níveis aceitáveis, e os efeitos do treinamento são similares tanto para homens quanto para mulheres (Hopkins et al., 1990).

Sagiv et al. (1989) relatam que os programas de exercícios aeróbios têm se mostrado muito melhores que os de treinamento de força isométrica na melhora da capacidade física dos idosos. Em relação ao sistema cardiovascular, outros autores têm observado que atividades aeróbias melhoram a função cardiovascular também em idosos, muito embora os mecanismos fisiológicos que determinam tais alterações ainda não sejam totalmente compreendidos (Okuma, 2002). Estudos também mostraram melhora significativa no condicionamento aeróbio de idosos após a prática de atividade física. A aplicação de programas de treinamento aeróbio tanto de alta intensidade (60%-75% da FCmáx) quanto de intensidade baixa (30%-45% da FCmáx), durante 30 minutos, três vezes por semana, ao longo de quatro a seis meses, tem melhorado significativamente a capacidade aeróbia, expressada em função da captação máxima de oxigênio e da frequência cardíaca basal em homens e mulheres septuagenários (Hagberg et al., 1989).

Segundo Lund-Johansen (1988), o efeito em longo prazo do exercício crônico é diminuir a PA sistólica e diastólica de repouso em, aproximadamente, 10 mmHg em indivíduos não hipertensos.

Kasch et al. (1990) observaram um declínio no VO_2máx de apenas 13% num grupo de homens mais idosos (idades entre 45 e 68) que mantiveram seu treinamento em exercícios por um período superior a 18 anos. Esse declínio foi muito menor que os 41% de declínio no consumo máximo de oxigênio de homens mais idosos (idades entre 52 e 70) que não se exercitaram por um período similar.

Reaven, Barret-Connor e Edelstein (1991) verificaram que conforme a intensidade da atividade aumentou, a PA sistólica diminuiu, em um estudo com 641 mulheres com idades entre 50 e 89 anos, em que 58% delas participaram de um programa de atividade física leve, 24%, moderada, 6%, intensa e 12% não realizaram nenhuma atividade. A PA arterial sistólica foi, aproximadamente, 20 mmHg inferior no grupo de atividade intensa que no grupo de nenhuma atividade.

Fisher et al. (1991) realizaram um estudo em indivíduos idosos com osteoartrite e verificaram que o treinamento de resistência de baixa intensidade, incluindo contrações isotônicas e isométricas, a 50% da capacidade máxima de esforço, três vezes por semana, durante 16 semanas, incrementou a força em 35%, a resistência muscular em 38% e a velocidade de movimento das extremidades em 50%.

Segundo Elward e Larson (1992), os exercícios aeróbios, de intensidade moderada, podem proporcionar aos idosos benefícios relacionados à saúde, como a redução do risco de fraturas, aumento da capacidade funcional, melhora da condição cardiovascular e da saúde mental. Em indivíduos de meia-idade, os exercícios aeróbicos de alto impacto (*step* e salto), praticados por 12-18 meses, duas a três vezes por semana, 20-30 minutos por sessão, por homens e mulheres saudáveis, foram eficientes para aumentar a densidade óssea do colo femoral. Todavia, nos ossos que não suportam peso, como o rádio, esse benefício não foi observado (Heinonen et al., 1996; Welsh e Rutherford, 1996). Heinonen et al. (1998) relatam que os programas de menor impacto, como caminhadas e bicicleta ergométrica, são capazes de atuar na manutenção da integridade óssea do colo do fêmur.

Netz et al. (2005), em uma meta-análise com 36 pesquisas que relacionam atividade física e bem-estar psicológico em idosos, relatam que a maioria dos estudos concluem que o treinamento aeróbio é o que mais apresenta benefícios, e que a atividade de intensidade moderada é a mais indicada para os idosos.

Colcombe et al. (2006) realizaram um estudo com 59 idosos; metade destes participaram de um programa de atividade aeróbia durante 6 meses; a outra metade foi pesquisada como grupo controle, e um grupo de 20 adultos também participou da pesquisa sem realizar atividade física. O objetivo desse estudo foi, por meio da ressonância magnética, verificar se o trabalho aeróbio traz diferenças estruturais no cérebro de indivíduos idosos. Os resultados mostraram que houve aumentos significativos no volume do cérebro, em regiões de massas cinzenta e branca, em razão do treinamento aeróbio em idosos. Esses resultados não foram observados nos indivíduos adultos nem nos idosos, que não praticaram atividade aeróbia. Os autores concluíram que a aptidão cardiovascular está associada com poupar tecido do cérebro em seres humanos ao envelhecerem. Além disso, esses resultados sugerem que a atividade aeróbia tem papel importante em manter e em realçar a saúde do SNC e no funcionamento cognitivo em idosos.

1.3.4 Equilíbrio postural

O *equilíbrio* é a capacidade de manter a posição do corpo sobre sua base de apoio, seja esta base estacionária ou móvel. É impossível ficar em pé absolutamente sem movimento. Ou seja, mesmo quando as pessoas ficam paradas em pé, o corpo oscila sobre sua base de apoio. Quando as pessoas mais idosas ficam paradas, a amplitude e a frequência da oscilação postural é maior do que em indivíduos mais jovens (Brocklehurst, Robertson e James--Grom, 1982) e maior nas mulheres que nos homens (Overstall et al., 1977). Na posição anteroposterior, a oscilação foi 52% maior nos sujeitos entre 70 e 80 anos do que nos sujeitos entre 30 e 39 anos (Lucy e Hayes, 1985).

A oscilação postural é funcionalmente significativa, porque está relacionada ao risco de quedas (Brocklehurst, Robertson e James-Grom, 1982) e pode identificar pessoas mais idosas com esse risco, para as quais podem ser desenvolvidas estratégias comportamentais que as ajudem a prevenir futuras quedas.

Com o envelhecimento, o idoso apresenta maior oscilação postural ao permanecer em equilíbrio estático, proporcionando menor equilíbrio e aumento no número de quedas (Amiridis, Hatzitaki e Arabatzi, 2003; Laughton et al., 2003).

Outros estudos recentes, como Costa e Parizotto (2013) e Gomes e Vieira (2013), sugerem a utilidade de programas específicos de treinamento de equilíbrio corporal como instrumento para melhorar as reações posturais estáticas e dinâmicas e para reduzir a frequência de quedas em indivíduos de idade avançada. Segundo Brown e Mishica (1989), os atletas *masters* mais idosos tiveram melhor controle de seu equilíbrio em testes (de caminhada) funcionais e clínicos que seus pares não ativos.

Roberts e Fitzpatrick (1983) afirmam que a prática e o uso contínuo dos mecanismos de equilíbrio que ocorrem na atividade física crônica também aumentam a autoconfiança das pessoas mais idosas em suas capacidades, o que, por sua vez, aumenta a mobilidade. Esses aumentos físicos relacionados às atividades podem reduzir a gravidade e as consequências de uma queda, caso ela ocorra (Nevitt, Cummings e Hudes, 1991).

Howe et al. (2011), após vasta revisão literária, relataram que o idoso tem diminuição da capacidade de manter o equilíbrio e que este fato pode estar associado a um maior risco de quedas, levando à lesão, à perda de independência e à morte prematura. Embora algumas intervenções com trabalhos de equilíbrio e fortalecimento muscular sejam eficientes para reduzir quedas, ainda não se sabe quais os exercícios ou sua combinação são, de fato, mais eficazes para melhorar o equilíbrio em idosos.

Para avaliar o equilíbrio, alguns testes podem ser usados; existem testes que avaliam o equilíbrio postural estático, que, no entanto, têm um componente prematuro dinâmico, no qual o indivíduo permanece em pé, parado sobre um ou dois pés (Wolfson et al., 1986; Murray et al., 1985; Nashner, 1976). Entretanto, alguns autores têm questionado tais testes e têm utilizado o teste de equilíbrio dinâmico, que consiste em avaliar o idoso caminhando em linha reta da forma mais rápida possível (Shkuratova, Morris e Huxham, 2004; Menz, Lord e Fitzpatrick, 2003).

Du Pasquier et al. (2003), para relacionar o equilíbrio postural estático com apoio dos dois pés e o envelhecimento, avaliaram 50 voluntários, com idades de 25 a 83 anos, por meio de estudo transversal e longitudinal; concluíram que os indivíduos perdem 0,0041 cm/s/ano.

Shkuratova, Morris e Huxham (2004) avaliaram 20 idosos, com idade média de 72 anos, e 20 jovens, com idade média de 24 anos, para determinar os efeitos do envelhecimento no controle do equilíbrio na caminhada; concluíram que, ao pedir que caminhassem em linha reta o mais rápido possível, os idosos foram mais lentos que os jovens; dessa maneira, essa pode ser uma estratégia para manter o equilíbrio.

Menz, Lord e Fitzpatrick (2003) avaliaram 30 jovens com idades compreendidas entre 22 e 39 anos (média de 29,0 e DP de 4,3), e 30 idosos com baixo risco de queda, com idades compreendidas entre 75 e 85 anos (média de 79,0, DP de 3,0), enquanto caminhavam. Diferenças significativas foram observadas no equilíbrio dinâmico, na velocidade e no comprimento dos passos, com menores escores para os idosos.

1.4 Alterações psicológicas decorrentes da senescência

Com o envelhecimento, vão surgindo desafios ao controle emocional relacionados com a idade: diminuição da força, da *endurance*, da capacidade física e da saúde; mortes de cônjuges e de amigos; aposentadoria e redução dos rendimentos; novos papéis sociais; e, na idade avançada, realocação das disposições físicas da sua vida. Spirduso (2005) diz que, na idade avançada, as perdas são inevitáveis e cumulativas. Relata que é difícil para o idoso enfrentar desafios emocionais quando suas capacidades físicas estão aquém das exigências das atividades diárias e, principalmente, quando sua saúde física está comprometida com as patologias comuns no envelhecimento. Com as frequentes mortes dos parentes e dos amigos, o idoso passa a se ver em luto contínuo e não resolvido, passando a diminuir, com o avançar da idade, suas oportunidades de cuidar e de ser cuidado, de expressar sentimentos e suas perspectivas de amar.

Moss e Halamandaris (1977) apresentam alguns medos que podem levar os idosos a uma ansiedade crônica; são eles:

- medo de ficar idoso e doente;
- medo de ficar pobre e se tornar uma "carga";
- medo de mudanças e de incertezas;
- medo da insanidade;
- medo de perder a liberdade, a identidade e a dignidade;
- medo da morte;
- medo da falta de cuidado e do abuso.

Os conceitos e preconceitos que a sociedade tem sobre o envelhecimento são transmitidos de geração em geração, incorporados pelo próprio idoso, influenciando sua qualidade de vida e seu bem-estar físico e psicológico (Barker et al., 2007).

Maier e Smith (1999), com o objetivo de verificar associações entre mortalidade e funcionamento psicológico, analisaram 516 participantes, com idades entre 70 e 103 anos, em Berlim, entre 1990 e 1993. Detectaram que, em 1996, 50% desses indivíduos tinham falecido e concluíram que a insatisfação com o envelhecimento foi o fator mais significativo.

Levy et al. (2002) detectaram que os idosos que têm autopercepção negativa sobre seu próprio envelhecimento têm, também, pior condição de saúde funcional. Esse estudo, longitudinal, que durou 18 anos e teve a participação de 433 idosos, sugere que a saúde funcional sofre influência direta nas crenças sobre o envelhecimento do próprio indivíduo. Os autores relatam que os participantes com autopercepção mais positiva do envelhecimento vivem aproximadamente 7,5 anos a mais que as pessoas com crenças negativas.

Jang et al. (2004), ao estudarem 291 idosos, com idade média de 69,9 anos, na Coreia do Sul, relataram que os idosos que apresentaram autopercepções do envelhecimento negativas são indivíduos com menores níveis socioeconômicos e educacionais; apresentaram, também, vários problemas de saúde, maior frequência de deficiência e mais problemas psicológicos.

A visão da sociedade e da maioria dos autores sobre envelhecimento levam à crença de que esse é um período somente de perdas. Marquez Filho (1998) afirma que no envelhecimento também existem ganhos. O autor relata que o idoso, presenteado com a desobrigação social e com os "prazeres da inatividade remunerada", tem mais tempo para cuidar de si mesmo, a chance de trilhar novos caminhos, de reavaliar sua vida, de refletir sobre a condição humana e de ampliar a percepção do mundo. Relata, ainda, que o idoso pode se comprometer com a realidade que o cerca, como uma oportunidade de ser útil, de servir, dando maior sentido à vida.

No entanto, o idoso busca vivências que lhe proporcionem bem-estar psicológico. Krause e Shaw (2000), em estudo com 511 idosos, relatam que o fato de ajudar outras pessoas torna a autoestima mais positiva, principalmente em idosos com nível mais alto de escolaridade.

1.4.1 Depressão e envelhecimento

A *depressão* é um estado de extrema tristeza que, na maioria das vezes, é acompanhado por letargia e raciocínio lento. No entanto, pode ser caracterizado por uma agitação irrequieta.

Estima-se que 17% dos adultos em alguma fase da vida apresentarão alguma doença depressiva (Ballone, Ortolani e Pereira Neto, 2002) e aproximadamente 15% dos idosos sofrem com estados depressivos (Ballone, 2006). Esse número pode chegar a 35% tratando-se de idosos com baixo poder aquisitivo (Stoppe Júnior e Louzã Neto, 1999).

A depressão é uma síndrome psiquiátrica que tem como principais características o humor deprimido e a perda de prazer em quase todas as atividades, podendo estar acompanhada de sintomas adicionais, como sentimentos de inutilidade, ideias suicidas, fadiga, distúrbios do apetite, insônia, moleza ou agitação, diminuição de concentração ou indecisão. Os fatores de risco da incidência da depressão na terceira idade mais citados na literatura são: histórico pessoal ou familiar de depressão, doença crônica, solidão, falta de suporte social e ser do sexo feminino.

Hipócrates, no século IV a.C., incluía nos seis tipos de doença mental a melancolia, que tinha como sintoma a depressão. No século XIX, a Medicina preferiu adotar o termo *depressão* em vez de *melancolia*, pois a palavra *depressão* evocava melhor uma explicação fisiológica (Stoppe Júnior e Louzã Neto, 1999).

O termo *depressão maníaca* foi proposto no final do século XIX, com o objetivo de diferenciar nosologicamente os transtornos do humor da esquizofrenia, esta até então denominada de *demência precoce* (Stefanis e Stefanis, 2005). A depressão apresenta-se na literatura com uma grande diversidade de significados, sendo descrita com ênfase no estado emocional ou como uma patologia física; muitas vezes, o isolamento e a perda de autonomia em que a pessoa deprimida se encontra são confundidos com as características da faixa etária (Maroto, 2002).

Existem diversos conceitos que procuram melhor distinguir a depressão. Um deles é a diferenciação entre *depressão unipolar*, com fases recorrentes de depressão, e *bipolar* (Stoppe Júnior e Louzã Neto, 1999).

Ballone (2006) cita que, de acordo com a causa, a depressão pode ser conceituada como *depressão reativa, depressão secundária* e *depressão endógena*; relaciona-as à condição do idoso. A depressão reativa é ativada por alguma situação traumática: o idoso passa por uma condição existencial problemática e, muitas vezes, sofrível. A depressão secundária é apresentada após alguma condição orgânica: o idoso costuma desenvolver estados patológicos e degenerativos que facilitam o desenvolvimento da depressão. E, finalmente, a depressão endógena é constitucional, atrelada à personalidade: as pessoas com essa forma de depressão envelhecem e continuam depressivas.

Fernandez et al. (2004) relatam que os indivíduos depressivos tendem a se culpar em eventos negativos mais que os indivíduos não depressivos, adquirindo informações negativas sobre si mesmos que poderão influenciar na sua autoestima e, consequentemente, no autoconceito. Essa conclusão foi obtida em estudos com 40 pessoas depressivas e 80 pessoas não depressivas.

Alexopoulos (2005) relata que a depressão nos idosos aumenta a mortalidade, afeta principalmente pessoas com doenças crônicas e tem alto fator hereditário. O autor diz que fatores psicoeconômicos, como empobrecimento, deficiência, isolamento, luto, falta de cuidados, contribuem para as alterações fisiológicas e tornam o idoso mais suscetível à depressão.

Goldstein e Rosselli (2003) mencionam que existe uma tendência científica em considerar a depressão como uma doença biológica e não uma condição psicossocial, portanto, é necessário cautela ao definir as causas da depressão como biológicas, já que ainda faltam estudos.

A depressão, nos idosos, depende da interação entre fatores ambientais, constitucionais, biológicos e suporte social. Os eventos ambientais são representados por questões vitais negativas, como perdas e limitações, podendo funcionar como desencadeadores da depressão. Os elementos constitucionais são as propensões genéticas para o desenvolvimento da depressão, bem como os traços de personalidade indicadores de marcante ansiedade. A biologia do envelhecimento contribui para o aparecimento da depressão por meio das doenças físicas e a consequente incapacitação, chamada *depressão vascular de início tardio*, consequência das alterações da circulação cerebral. A ruptura de vínculos sociais, a perda do espaço ocupacional, a diminuição do rendimento econômico e o isolamento são elementos do suporte social que favorecem a depressão (Ballone, 2006).

Lampinen, Heikkinen e Ruoppila (2003) defendem que o aumento da idade e os problemas da mobilidade decorrentes do declínio biológico parecem aumentar mais o risco de desenvolver sintomas depressivos em idosos que o sedentarismo.

Stoppe Júnior e Louzã Neto (1999) diz que, no século XX, a maioria dos textos psiquiátricos considerava dois tipos de doença depressiva: a *melancolia*, chamada de *depressão endógena* ou *depressão psicótica*, e a *depressão reativa* ou *depressão neurótica*.

Okuma (1999) relata que a depressão é uma das alterações psicológicas mais estudadas, no entanto, existe, em parte destes estudos, o uso inadequado do termo *depressão*, não definindo qual o nível de depressão que se deseja estudar. A autora diz que o termo depressão pode ter três diferentes contextos: ser relacionado com sintomas, com reações depressivas ou com depressão reativa, ou, ainda, com doença depressiva. No primeiro caso, trata-se de um estado de tristeza ou humor alterado, com pequena duração e intensidade, sem interferir na vida de relação da pessoa, desaparecendo sem a necessidade de tratamento. As reações depressivas representam um conjunto de sinais e sintomas, como: tristeza, pessimismo, desânimo, transtornos de sono, de apetite e de sexualidade. Normalmente, surgem depois da ocorrência de uma patologia física ou psicológica significativa, ou de eventos existenciais, como fatos mortais, sociais, econômicos ou afetivos de difícil controle; tais reações desaparecem após o fato estar controlado. Já a doença depressiva é uma condição de patologia com sinais e sintomas bem definidos pela hereditariedade, pela etiologia e pela patogenia da depressão, com consequências negativas para a vida de relação do indivíduo, e apresentando respostas positivas a tratamentos medicamentosos.

Kawamura et al. (2007) analisaram os dados do International Research Diagnostic Criteria para comparar as taxas de sobrevivência e as causas de morte em idosos depressivos e não depressivos. Os autores utilizaram os dados de 920 idosos japoneses, sendo 158 com depressão e 762 do grupo de controle, durante o período de 1985 a 2000. Em 2000, 61% dos indivíduos com depressão e 48% do grupo de controle haviam morrido. Nas mulheres, o fator depressivo foi mais significativo para a mortalidade que nos homens. Mais indivíduos faleceram por acidentes vasculares cerebrais, tumores malignos, distúrbios respiratórios e/ou suicídio após o aparecimento da depressão em comparação com o grupo de controle. Os autores concluem que a depressão parece estar associada com um aumento significativo no risco de mortalidade entre idosos japoneses, principalmente nas mulheres. Samuel et al. (2005) relatam que, em estudos com 2.000 homens, com idades de 65 a 92 anos, de Hong Kong, encontraram relação entre baixa densidade óssea e depressão.

Brown et al. (1995) mencionam que a detecção clínica da depressão nas populações idosas é um problema. As implicações na falha do diagnóstico da depressão entre homens brancos idosos sugerem um sério problema de saúde pública. Fleck et al. (2003) e Garrard et al. (1998) relatam que a depressão é subdiagnosticada e subtratada. Para diagnosticar um transtorno depressivo em idosos é preciso ter maior cautela, já que as queixas somáticas são frequentes no próprio processo de senescência; nos idosos deprimidos, essas queixas são associadas a alto índice de ansiedade (Trentini et al., 2005; Samuels et al., 2004). Contudo, os sintomas depressivos não são tão aparentes como na depressão em adultos (Samuels et al., 2004). É importante ressaltar as semelhanças nos sintomas de demência e depressão senil, aumentando ainda mais a dificuldade em precisar os diagnósticos (Ballone, 2006).

Buntinx et al. (1996) relatam que a depressão em idosos é um fator precedente da demência. Para chegar a essa conclusão, os autores estudaram 19.103 pessoas com 50 anos ou mais.

Essex e Klein (1989), em estudo transversal com 274 mulheres idosas, por meio da regressão, analisando a importância do autoconceito na explicação da condição de saúde física e da depressão, já tinham levantado a hipótese. O estudo examinou a hipótese das associações entre os componentes físico, funcional e subjetivo das condições de saúde física e a depressão em mulheres idosas, e avaliou os efeitos do autoconceito, como confiança nas próprias saúde e autoestima.

Shahar e Davidson (2003) confirmam relação entre sintomas depressivos e autoestima em estudo com 260 pessoas com doença mental grave. Hayes, Harris e Carver (2004) citam que a autoestima negativa foi apresentada em diversos estudos como predisposição para os sintomas depressivos.

Coyne et al. (1998) expõem que a depressão em pacientes psiquiátricos pode produzir uma profunda reorganização do autoconceito, das relações e do enfrentamento. Assim, intervenções que modifiquem positivamente o autoconceito de indivíduos, como a atividade física, são capazes de minimizar os sintomas de depressão e até mesmo preveni-los.

1.4.2 O AUTOCONCEITO E O ENVELHECIMENTO

Com o envelhecimento, o declínio físico é inevitável. Com ele, o idoso vivencia o declínio das suas capacidades e habilidades físicas com sua capacidade funcional. Spirduso (2005) relata que as capacidades e as habilidades físicas fazem parte do *self* (parte integral de si próprio). A partir do momento em que, com o envelhecimento, tais características começam a se deteriorar, inicia-se internamente uma competição psicológica (*coping*) para manter o controle emocional e a autoestima.

A diminuição das capacidades físicas, os problemas com a aposentadoria, o aparecimento de doenças, a perda da identidade social e profissional, o medo da morte, o preconceito e outros fatores negativos que acontecem na idade avançada são fatores que, em geral, depreciam o estado psicológico do indivíduo. Nessa fase, o conceito que o idoso tem de si próprio é reformulado e passa por nova valorização ou desvalorização da avaliação que o indivíduo faz dele mesmo (Villa Sánchez e Escribano, 1999).

Autoconceito é a percepção que o indivíduo tem de si mesmo; é um processo psicológico e uma das variáveis de personalidade que mais influenciam no comportamento do indivíduo (Branden, 2000; Villa Sánchez e Escribano, 1999; Bee, 1996; Mendonça, 1989; Ribeiro, 1988; Bechara, 1986; Tamayo, 1981; Davidoff, 1983).

Crano, Crano e Biaggio (1983) relatam que, apesar de existir uma variação nas definições de autoconceito, a maioria dos autores concorda que este consiste em um conjunto de atitudes e de crenças inter-relacionadas que um indivíduo tem a respeito de si próprio. Tais crenças são produtos da interação social, que estão organizadas hierárquica e sistematicamente com componentes centrais mais resistentes às mudanças. Na estrutura da natureza do sistema a mudança em um aspecto pode levar à mudança em outros aspectos, a manutenção e o aprimoramento do autoconceito é força motivadora para diversos comportamentos sociais.

Esse conceito próprio determina quais experiências o indivíduo vai se permitir vivenciar, como um filtro, influenciando nas escolhas e moldando as respostas que serão dadas para as outras pessoas e para as situações da vida (Bee, 1996). Ribeiro (1988) cita que a qualidade de vida do indivíduo é um dos elementos que influem no autoconceito. Branden (2000) menciona que o autoconceito influencia todas as escolhas e decisões significativas e, portanto, determina o tipo de vida que teremos. Esse autor descreve o autoconceito como quem e o que o indivíduo julga ser, colocando o autoconceito como determinante dos caminhos que serão tomados durante a vida. Villa Sánchez e Escribano (1999) relatam que os sentimentos, as experiências e as atitudes que o indivíduo tem a seu próprio respeito é o autoconceito. Dessa forma, as características de como ele se conceitua, positiva ou negativamente, são aspectos que fazem parte de seu autoconceito.

Ferreira (2006) sinaliza que a autopercepção é responsável pelo sentimento que os indivíduos têm em relação à sua própria capacidade, à sua aparência física, a como são vistos pelas pessoas e pela sociedade em que vivem, e desempenha papel fundamental nos diferentes estados psicológicos. Essa percepção proporciona informações sobre a identidade e sobre padrões de comportamentos.

É consenso entre os autores que estudam o autoconceito que este recebe influência social, podendo ser modificado para maximizar as possibilidades de aceitação dos outros, mesmo que inconscientemente (Tamayo, 1981).

Herzog et al. (1998) realizaram um estudo com 679 idosos residentes em Detroit e concluíram que o autoconceito e o bem-estar psicológico no idoso sofrem influências diretas do *status* social, econômico e educacional.

O indivíduo mais velho sofre no contexto cultural brasileiro uma nítida indiferença social. Enquanto na cultura oriental o idoso é considerado um sábio e uma peça importante para a sociedade, na cultura vigente no Brasil, para o indivíduo que se encontra na terceira idade, restam subpapéis sociais. Esses fatos influenciam no desenvolvimento do autoconceito. A avaliação que o indivíduo faz dele mesmo é modificada durante toda a vida. Na vida adulta (entre 20 e 60 anos), muitos acontecimentos podem levar à reformulações periódicas do autoconceito: as experiências positivas e negativas da vida profissional; o matrimônio; a maternidade ou a paternidade; a evolução das capacidades físicas; o *status* socioeconômico e cultural exigido pela sociedade, entre outros aspectos que, seguramente, influenciam na avaliação que a pessoa faz de si mesma (Villa Sánchez e Escribano, 1999). A partir dos 40-45 anos, a atenção que estava direcionada para as relações profissionais, intelectuais e sociais centra-se nos acontecimentos interiores, em si próprio. A partir dos 60 anos, esse processo de centralização sofre uma intensificação (Villa Sánchez e Escribano, 1999). Erdwins e Others (1981) assinalam que existem diferenças nos aspectos específicos do autoconceito entre mulheres idosas e de meia-idade.

De acordo com Spirduso (2005), o índice de suicídio entre pessoas com mais de 65 anos é duas vezes maior do que entre pessoas com menos de 65 anos. A diminuição das capacidades físicas e intelectuais é característica do envelhecimento e esse fato pode comprometer a concepção que o idoso tem de seu autoconceito. Bee (1996) refere que o autoconceito será mais positivo quanto mais positivas forem as experiências da pessoa, e que, quando as vivências cotidianas são negativas, esse quadro é modificado.

Em estudo de Shu et al. (2007), a análise da relação entre autoconceito e menopausa mostra que o autoconceito das mulheres sofre modificações significativas com o envelhecimento, e que o autoconceito positivo é importante para se envelhecer bem. Shu et al. (2007) pesquisaram 266 mulheres, com idades entre 45 e 55 anos, em Taiwan, objetivando analisar as relações entre autoconceito e menopausa. Os resultados indicam que: 92,5% das pesquisadas apresentam autoconceito dentro das faixas de normalidade; as mulheres com maiores níveis educacionais apresentaram melhores escores nos fatores autoconceito físico, autoconceito psicológico e autoconceito acadêmico; o autoconceito psicológico de mulheres que fazem reposição hormonal foi significativamente mais baixo que das mulheres que nunca tinham feito exames hormonais e, portanto, não utilizavam reposição. As mulheres que utilizavam reposição hormonal tinham significantemente mais sintomas da menopausa (físicos e psicológicos); o autoconceito físico foi citado como um fator prévio dos sintomas psicológicos e fisiológicos da menopausa. Os resultados sugerem que o autoconceito é um fator importante para que as mulheres se ajustem à sua menopausa.

Pinquart e Sörensen (2001) realizaram uma meta-análise envolvendo 300 estudos empíricos, buscando entender as diferenças relacionadas à idade na satisfação da vida, na felicidade, na autoestima, no autoconceito, na saúde subjetiva e na idade subjetiva do idoso. As autoras sinalizam que o autoconceito das mulheres idosas costuma ser significativamente menor que dos homens e relacionam esse fato com o maior risco de problemas de saúde, apesar de que as mulheres idosas têm maior acesso às fontes de bem-estar psicológico, como: relação com a família e, em especial, com crianças.

Segundo Bechara (1986), para melhor entender o autoconceito, é necessário conhecer sua multidimensionalidade e que esta é composta de atividades interpretativas, resultantes de um complexo processo baseado em oito categorias:

- *Características atributivas*: gênero, idade, nome, nacionalidade, etnia e religião.
- *Papéis e importância em grupos*: familiares (casado, filho, pai), ocupacionais (estudante, professor), filiações políticas, *status* social, cidadania.
- *Identificações abstratas*: reconhecimento (ninguém, alguém), categoria abstrata ou universal (eleitor, adolescente), filiação a um sistema teórico, filosófico, ideológico, religioso ou político.
- *Interesses e atividades*: inclinações e preferências (adorar algo), preocupações intelectuais, atividades artísticas e outras atividades.
- *Referências materiais*: corpo e posses materiais.
- *Os quatro sentidos sistêmicos do "eu"*: sentido de competência, de autodeterminação (planos, esforços e objetivos), de unidade (continuidade e harmonia) e de valor moral.
- *Características pessoais*: maneira de agir (amistoso, afável, caloroso, quieto), pensar e sentir (feliz, mal, deprimido, curioso, calmo, objetivo, sonhador).
- *Significações externas*: julgamentos atribuídos aos outros, referências situacionais (faminto, exausto, aborrecido), respostas não codificadas (imaginação, fuga ou defesas).

As alterações psíquicas e sociais que acompanham o processo de envelhecimento têm como uma de suas bases as modificações que operam no nível biofísico. Assim, qualquer intervenção que afete a expectativa de vida, como a prática da atividade física, o bem-estar em todos os aspectos e a capacidade funcional, implica alterações na saúde mental das pessoas (Okuma, 1999).

1.5 Relações entre atividade física e estado psicológico

"Mente sã em corpo são". Esta antiga frase faz lembrar da relação que há tempos tem sido observada entre corpo e pensamento/emoção. Já não se tem a mesma antiga visão dicotômica entre mente e corpo, mas esse primeiro discurso é continuado com a visão de homem total, em que os aspectos psicológicos, sociais e físicos interagem continuamente em todas as atividades do indivíduo. Com a história da Educação Física, não foi diferente.

Inicialmente, a Educação Física foi fundamentada por princípios oriundos das Ciências Biológicas (Daolio, 1998). Assim, as atividades executadas nas aulas de Educação Física tinham como objetivo desenvolver exclusivamente a aptidão física do aluno. Com debates acadêmicos, iniciou-se um questionamento do predomínio biológico e admitiu-se a Educação Física com seu aspecto cultural. A Educação Física é uma atividade não só física, mas também psicossocial. Já nas décadas de 1920 e 1930, Coleman Griffith deu grandes contribuições, apresentando aspectos psicológicos relacionados com o esporte. Esse autor é considerado o "pai" da Psicologia de Treinamento (Singer, 1977).

Spirduso (2005) cita que é praticamente impossível realizar uma atividade física sem o envolvimento total, ou seja, físico, mental e emocional.

Thomas (1983) menciona que o esporte e a atividade física em geral proporcionam situações que possibilitam vivências psicológicas que não acontecem no cotidiano do indivíduo, nem podem ser reproduzidas em uma sessão psicoterápica. O estresse, a motivação, a alternância de prazer e desprazer, a vitória e a derrota, a tensão e a ludicidade, o medo e muitos outros aspectos psicológicos estão presentes na atividade física.

A relação existente entre a prática da atividade física e a expressão de emoções vem sendo colocada em debates. Miranda (1998) relata que qualquer atividade física nunca é puramente física; sempre implica em uma simultaneidade psíquica que nem sempre é levada em consideração por praticantes ou pelos profissionais envolvidos. A autora reforça a forte relação entre atividade física, emoções e comportamento, dizendo que um dos fatores mais explícitos nas atividades físicas e nos esportes, de modo geral, é o efeito emocional sobre o comportamento da pessoa diante de uma tarefa qualquer. Há uma clássica discussão a respeito das emoções no que se refere ao efeito perturbador e desorganizador sobre o comportamento.

Contudo, para que a atividade física atinja de forma significativa as emoções e se torne uma atividade que proporcione modificações psicológicas positivas, é necessário repensar sua prática. Quando se trata de pessoas com desvantagens, o movimento que busca como resultado o desempenho em termos quantitativos de técnica, rendimento e aptidão deve ser repensado; no lugar de repetir mecanicamente o movimento, pode-se sentir a atividade, experimentar o sentir, vivenciar o movimento e o corpo real (Tavares, 2007).

O exercício, independentemente da idade do participante, oferece mudanças fisiológicas que reduzem a tensão emocional. Spirduso (2005) menciona alguns dos efeitos que foram associados a uma ou mais avaliações da função emocional. O autor apresenta os seguintes efeitos fisiológicos do exercício em curto prazo, associados a tensão emocional reduzida: aumento no fluxo sanguíneo cortical; mudanças nas aminas biogênicas; liberação de opiáceos endógenos; aumento da temperatura corporal; melhoras na resposta ao estresse (glicocorticoides, aumento na neurotransmissão de catecolaminas, diminuição da tensão muscular, lactato); modificação na atividade das ondas cerebrais.

Quanto aos efeitos em longo prazo, foram citados: mudanças nos níveis e características das catecolaminas cerebrais; mudanças na transmissão sináptica aminérgica; e liberação de opiáceos endógenos.

Para Spirduso (2005), apesar de muito importante, é mais comum encontrar estudos que mensurem aspectos físicos, como FC, equilíbrio e tempo de reação, que estudos sobre elementos psicológicos, como ansiedade, depressão e humor. O autor relata que os benefícios da saúde e do condicionamento são obtidos não só com as mudanças fisiológicas que ocorrem como consequência do comportamento de se exercitar, mas, também, pelo processo comportamental de se exercitar. Relata, ainda, que existe uma literatura vasta sobre saúde, condicionamento físico e função emocional na população em geral, no entanto, são poucas as pesquisas que enfocam esse tema com relação aos idosos; a maior parte das existentes foi realizada com amostras pequenas, com indivíduos internados, dessa maneira, essas pesquisas apresentam graves problemas metodológicos.

1.5.1 Bem-estar psicológico e atividade física

Segundo Fox (1999), o impacto do exercício físico tem sido relacionado principalmente com aspectos físicos, como sua influência em doenças como obesidade, diabetes, além das cardiovasculares. Entretanto, principalmente desde a década de 1990, tem ocorrido um esforço por parte dos estudiosos para aumentar os estudos que relacionem atividade física com bem-estar psicológico.

Da mesma forma que a atividade física influencia o bem-estar psicológico, a busca pela atividade física depende do bem-estar psicológico. Levy e Myers (2004) mostram que a autopercepção positiva sobre o envelhecimento é um fator que prediz comportamentos preventivos, como a participação em atividade física. Para essa conclusão, pesquisaram 241 indivíduos com idades de 50 a 80 anos.

Netz et al. (2005) realizaram uma meta-análise de 36 estudos que associaram atividade física e bem-estar psicológico em idosos sem desordens clínicas. Para isso, dividiram os estudos em quatro grupos. No primeiro grupo, constam estudos relacionados com o bem-estar emocional, isto é, ansiedade, estresse, tensão, depressão, raiva, confusão, energia, vigor, fadiga, sentimento positivo, sentimento negativo e otimismo. No segundo grupo, estudos relacionados com a autopercepção foram incluídos, isto é, autoeficácia, autoapreço, autoestima, autoconceito, imagem corporal, estado físico percebido, senso de domínio, autocontrole. Já o terceiro incluiu estudos sobre bem-estar físico, isto é, dor e percepção de sintomas físicos. Finalmente, no último grupo, ficaram estudos relacionados com percepções globais, como satisfação com a vida e bem-estar geral.

Em alguns trabalhos, o objetivo do estudo é a análise do bem-estar psicológico de uma forma geral (Emery e Gatz, 1990; Ruuskanen e Ruoppila, 1995; Penninx et al., 2002; Netz et al., 2005; Elavsky e McAuley, 2005).

Emery e Gatz (1990) desenvolveram um estudo com 48 pessoas com idade média de 72 anos (DP 6), em que parte delas participou de um programa de atividade aeróbia por 12 semanas; os resultados indicaram poucas mudanças no bem-estar psicológico.

Ruuskanen e Ruoppila (1995) descobriram, em pesquisa com 1.244 idosos, que a presença do exercício físico na vida dos idosos tem relação direta com o bem-estar psicológico. No entanto, relatam que o bem-estar psicológico parece ser um fator importante para permanecer fisicamente ativo em idades avançadas.

Penninx et al. (2002) realizaram um estudo para comparar a influência de uma atividade aeróbia e outra de força no bem-estar psicológico do idoso. Para esse estudo, foram avaliadas 439 pessoas com 60 anos ou mais, em programas de 18 meses de duração. Concluíram que, nos dois programas, houve melhoras físicas (na inatividade, na dor e na velocidade de andar). A melhora psicológica foi obtida significantemente com o programa aeróbio, porém, esse resultado não foi encontrado no trabalho de força.

Netz et al. (2005) apontam que a maioria dos estudos que relacionam atividade física e bem-estar psicológico em idosos encontram resultados positivos mais significativos em curta duração que em longa duração.

Elavsky e McAuley (2005), ao estudarem 133 mulheres com média de idade de 51 anos, indicam que, independentemente do estado menopáusico, mulheres que praticam atividade física apresentam significativamente maior bem-estar psicológico, melhor autopercepção corporal e menos problemas de saúde.

Annesi (2002, 2005) encontrou correlações positivas entre motivação e frequência da participação no exercício, bem como notou correlações negativas entre participação e exercícios que levem à exaustão física em adultos.

1.5.2 Depressão e atividade física

São muitos os estudos que direcionam sua atenção às doenças e aos sintomas relacionados com a depressão, analisando a influência da atividade física. Tais estudos apresentam a atividade física como fator preventivo e/ou minimizador dos sintomas depressivos e auxiliador no tratamento da doença depressiva.

Farmer et al. (1988) avaliaram 1.900 indivíduos saudáveis, com idades entre 25 e 77 anos; concluíram que a inatividade física pode ser um fator de risco para sintomas depressivos.

Brown et al. (1995), para analisarem o efeito do exercício sobre a depressão, avaliaram 69 mulheres, com média de idade de 54,8 anos (DP de 8,3 anos), e 66 homens, com média de idade de 50,6 anos (DP de 8,0 anos). Os participantes foram divididos aleatoriamente em quatro grupos: grupo de controle, grupo de caminhada de baixa intensidade, grupo de caminhada de baixa intensidade mais exercícios de relaxamento e grupo de *tai chi chuan*. Todos os grupos foram avaliados previamente e após 16 semanas. As mulheres que participaram do grupo de *tai chi chuan* obtiveram reduções significativas na tensão, mas não tiveram a detecção clínica da depressão por parte dos profissionais da saúde. Os homens com idades entre 65 e 74 anos e aqueles com mais de 85 anos apresentaram maior risco de estados depressivos.

Em uma pesquisa com 663 idosos, Lampinem, Haikkinen e Ruoppila (2000) concluíram que quanto maior o tempo que o idoso não faz atividade física, maior será o risco de adquirir sintomas depressivos.

Babyak et al. (2000) estudaram 156 pessoas (adultos e idosos) que praticaram 10 meses de atividade física; concluíram que esta é uma estratégia eficiente para minimizar os sintomas depressivos, mesmo nas pessoas com doença depressiva já instalada.

Kritz-Silverstein, Connor e Corbeau (2001) realizaram uma pesquisa transversal com 404 homens e 540 mulheres, com idades entre 50 e 89 anos; relatam que o exercício foi significativamente associado com menores sintomas de depressão, mas concluem que o exercício não protege contra futuros sintomas depressivos.

Dunn, Trivedi e O'Neal (2001), Barbour e Blumenthal (2005) e Sjösten e Kivelä (2006) realizaram pesquisas bibliográficas e afirmam que a maioria dos estudos sustenta que o exercício físico tem influência positiva na depressão e/ou nos sintomas depressivos.

Mather et al. (2002) também encontraram diferenças significativas nos sintomas depressivos entre idosos sedentários e idosos que participaram de 10 semanas de atividade física.

Strawbridge et al. (2002) avaliaram o efeito da atividade física na prevenção da depressão. Para isso, foi utilizada uma amostra de 1.947 indivíduos, com idades de 50 a 94 anos, e, depois de um acompanhamento de 5 anos, concluem que a atividade física, de fato, auxilia na prevenção da depressão.

Hollenberg, Haight e Tager (2003), em estudo com 1.246 mulheres idosas (sendo 583 delas com alguma doença cardiovascular), comprovam que as mulheres deprimidas mostraram níveis mais baixos em avaliação realizada por meio de caminhada em esteira. Os autores concluem que a depressão está associada com disfunção física e baixo desempenho em exercício de esteira das mulheres idosas.

Fukukawa et al. (2004) avaliaram os sintomas depressivos de 1.151 indivíduos (adultos e idosos) no Japão e constataram que os idosos pesquisados (com idades entre 65 e 79 anos) que faziam atividade física regularmente apresentavam diminuição nos sintomas depressivos; contudo, tal relação não foi encontrada em adultos de meia-idade (entre 40 e 64 anos).

Após avaliarem 1.511 idosos, Steunenberg et al. (2006) relatam que traços da personalidade são fatores preditores dos sintomas da depressão.

1.5.3 Autoestima e atividade física

A *autoestima* é bastante pesquisada em crianças (Rand e Resnick, 2000; Davison et al., 2002), em adolescentes (Field e Steinhardt, 1992; Caruso e Gill, 1992; Finkenberg et al., 1993; Canpolat et al., 2005; O'Farrell et al., 2005), e em adultos (Finkenberg et al., 1993; McAuley, Mihalko e Bane, 1997; Webster e Tiggemann, 2003; Annesi, 2005; Metcalfe et al., 2007). São poucos os estudos com idosos (Kim, 1998; McAuley et al., 2000; Li et al., 2002; McMullin e Cairney, 2004; Elavsky et al., 2005; McAuley et al., 2005).

Muitas vezes, há certa confusão na utilização dos termos autoestima e autoconceito. Cazelatti, Matsudo e Cavasini (1980) relatam que estes são frequentemente atribuídos com o mesmo significado: autoconceito, *self*, autoestima, autorrelato, autoimagem, autopercepção, autoavaliação, autoclassificação, autointeresse, autoexposição, automensuração, autoconforto, eu real, autorrelação e autoidentificação. Em poucas palavras, a autoestima é o aspecto avaliador do autoconceito (Mussen et al., 1995; Villa Sánchez e Escribano, 1999; Branden, 2000).

Santana (2003) aponta que autoestima não é sinônimo de autoconceito; eles têm sentidos diferentes. Para definir o autoconceito, Ferreira (2000) utiliza adjetivos que indicam características do indivíduo, de seu caráter, de seu modo de ser e estar no mundo. A autoestima indica valores de autoavaliação (Branden, 2000). Por exemplo: um indivíduo que, em seu autoconceito, considera-se agressivo, pode ter autoestima alta ou baixa, dependendo do momento e do grupo social em que vive (Santana, 2003). Geralmente, um idoso agressivo não iria aceitar essa característica, mostrando baixa autoestima; no entanto, para um indivíduo de um grupo social marginal, ser agressivo é positivo para a autoestima, pois o valoriza no grupo.

Robins et al. (2002) fizeram uma pesquisa com 326.641 pessoas de 9 a 90 anos por meio da internet e demonstram que a autoestima vai se modificando durante toda a vida. A criança tem uma autoestima elevada, que sofre um decréscimo na adolescência, aumenta gradualmente durante toda a vida adulta e declina acentuadamente no idoso.

Autoestima e satisfação de vida foram correlacionadas em estudo com 130 idosos residentes na Coreia do Sul (Kim, 1998).

McAuley et al. (2000) avaliaram 174 idosos que participaram de um programa de caminhada e alongamento durante um ano; apontam que as alterações obtidas nas avaliações da aptidão física estavam relacionadas com as mudanças na percepção da aparência física e da autoestima.

Li et al. (2002) realizaram um estudo com idosos e relatam que a participação em um programa de *tai chi chuan* durante 6 meses proporcionou um aumento nos níveis de autoestima global, autoestima física, melhora na agradabilidade da aparência corporal, na força física e na condição física.

McMullin e Cairney (2004) relatam que a idade tem influência na autoestima; para os autores, os níveis de autoestima são mais baixos nos grupos etários mais velhos, tanto em homens como em mulheres.

Elavsky et al. (2005), em estudo com 174 idosos com média de idade de 66,7 anos, concluem que um programa de atividade física de quatro anos influenciou positivamente na autoestima, na qualidade de vida e nas condições psicológicas dos idosos.

Em outro estudo, McAuley et al. (2005) acompanharam 174 idosos (média de idade de 66,7 anos) em um período de quatro anos; concluíram que o exercício físico traz melhora da autoestima, tanto global quanto física.

1.5.4 Autoconceito e atividade física

Existem alguns estudos sobre o *autoconceito* em crianças (Marsh, 1990; Dodd, Taylor e Graham, 2004; Marsh, Papaioannou e Theodorakis, 2006; Niven et al., 2007; Yu et al., 2008), em adolescentes (Marsh, 1989; Haugen e Lund, 2002; van Vorst, Buckworth e Mattern, 2002; Erkolahti et al., 2003; O'Dea, 2006; Schwartz et al., 2006), e em adultos (Brown et al., 1995; Tamayo et al., 2001).

O estudo do autoconceito é realizado em diversas áreas, no entanto, até 1980, as pesquisas se mostravam pobres, com falta de fundamento e erros metodológicos. Na década de 1980, esse quadro foi modificado, com o aprofundamento na teoria, nos instrumentos e na pesquisa. Segundo Marsh (1990), esse progresso se deu, principalmente, pelo entendimento do conceito multifatorial do autoconceito. Os estudos sobre o autoconceito de idosos relacionado à atividade física concentram-se na percepção de aspectos físicos, sem abranger a multifatoriedade. Outros estudos sequer citam a multifatoriedade, pesquisando o autoconceito dos idosos de modo generalizado, sem apresentar os resultados obtidos nos subfatores.

A *percepção da aparência física* é o aspecto do autoconceito mais abordado ultimamente, tratando-o como autoconceito corporal ou autoconceito físico.

Shaw, Ebbeck e Snow (2000) estudaram as possíveis relações entre autoconceito e composição corporal; para isso, avaliaram 44 mulheres em fase pós-menopausa, com idades entre 50 e 75 anos. Metade dessas mulheres foi submetida a 9 meses de atividade física, enfatizando exercícios de força durante três vezes por semana. Os resultados foram mais significativos no grupo que participou da atividade física e indicam que a gordura corporal foi associada negativamente com o autoconceito e com a percepção da aparência física. No entanto, esses resultados não foram significativos na avaliação da autoestima.

Stoll e Alfermann (2002) avaliaram a influência de um programa de atividade física moderada de 14 semanas em idosos; para isso, contaram com três grupos: o que realizou a atividade física; o grupo de controle, que fazia aulas de idiomas; e outro grupo de controle que não fazia nenhuma dessas atividades. Os autores avaliaram o autoconceito corporal, traços de ansiedade e queixas psicossomáticas. Relataram que foi verificada melhora significativa apenas no autoconceito corporal dos idosos que praticaram a atividade física.

Annesi, Gann e Westcott (2004) estudaram a influência de um trabalho de atividade física misto, de força e de resistência cardiovascular, de 10 semanas em idosas (média de idade de 66,8 anos). Os resultados indicam melhoras significativas no índice da massa corporal, com diminuição da gordura de corpo, na frequência cardíaca de repouso e no peso corporal. Mudanças significativas nos aspectos psicológicos foram encontradas no autoconceito físico, no estado de humor e na depressão.

Taylor e Fox (2005), ao avaliarem 142 pessoas com idades entre 40 e 70 anos, citam que a prática de atividade física proporcionou melhoras significativas na autopercepção física.

Annesi e Westcott (2005) constataram correlações significativas entre autoconceito físico e depressão, por meio de pesquisa feita com um grupo composto de 35 mulheres que iniciaram um programa estruturado de exercícios.

Annesi e Westcott (2007) avaliaram o autoconceito físico de 40 idosas que participaram de um programa de atividade física de 10 semanas e de 48 idosas como grupo de controle. Concluíram que a atividade física proporcionou melhora no autoconceito físico e na força muscular.

Alguns autores relatam que a atividade física proporciona melhora da percepção dos aspectos e/ou da aparência física, mas não os relacionam com autoconceito (Elavsky et al., 2005; Motl et al., 2005; McAuley, Mihalko e Bane, 1997; Martin, Leary e Rejeski, 2000; Kaminski e Hayslip Jr., 2006; entre outros).

Elavsky et al. (2005), após aplicarem atividade física a 174 idosos, com média de idade de 66,7 anos, durante quatro anos, verificaram que existe uma influência positiva na autoeficácia e na percepção de aspectos físicos.

Motl et al. (2005) realizaram um estudo com 174 idosos divididos em duas atividades diferentes: um grupo realizou caminhada e outro participou de um treinamento de baixa intensidade de resistência e de flexibilidade, durante um período de 6 meses; concluíram que ocorreu melhora na percepção dos aspectos físicos e nos sintomas de depressão.

Kaminski e Hayslip Jr. (2006) apontam que, para os idosos, o bem-estar com a aparência física é relacionado com o bem-estar psicológico e com a prática de atividade física.

Kornblau, Pearson e Breitkopf (2007) relatam que a autoestima corporal pode ser relacionada com etnia, fatores demográficos, comportamentais e sociais. Os conceitos e concepções da cultura em que se vive têm relação com a estima que se tem do próprio corpo.

Outros trabalhos estudam o autoconceito de uma forma geral (Perri 2nd e Templer, 1985; Berryman-Miller, 1988; Dilorenzo et al., 1999; Arnault, Sakamoto e Moriwaki, 2005), algumas vezes relatando escores referentes à aparência física (Shaw, Ebbeck e Snow, 2000; Blaine e Johnson, 2005).

Perri 2nd e Templer (1985), em estudo com 23 idosos participantes de um programa de atividade física de 14 semanas, concluem que houve melhora no autoconceito e na sensação de controle.

Berryman-Miller (1988), depois de avaliar os efeitos da dança no autoconceito do idoso, verificou melhoras significativas no autoconceito do grupo participante.

Dilorenzo et al. (1999) avaliaram aspectos psicológicos de 82 adultos antes e depois de um programa de exercício aeróbio com duração de 12 meses; encontraram resultados positivos no autoconceito geral, na depressão, no estado de humor e no traço e no estado de ansiedade.

Oliveira (2003) aplicou um programa de 17 semanas em 31 idosos, avaliando o autoconceito antes e depois da intervenção; não verificou alterações significativas no grupo. Todavia, a autora verificou que o grupo de controle (n = 17) apresentou um decréscimo dos escores nesse mesmo tempo.

Para Arnault, Sakamoto e Moriwaki (2005), a cultura em que se vive influencia no autoconceito e nos sintomas depressivos. Ao avaliarem 79 indivíduos japoneses e 50 americanos, encontraram diferenças significativas entre os dois grupos e relatam que, nos americanos, foi constatada a relação significativa entre autodescrições e sintomas depressivos.

Blaine e Johnson (2005), em estudo com 119 mulheres participantes, com idades entre 18 e 73 anos, assinalam que aspectos estruturais do autoconceito sofrem influência da aparência física.

Por sua vez, Richards, Johnson e Stiller (2003) avaliaram o aspecto multidisciplinar do autoconceito em idosos e pontuaram que pode ser dividido em três dimensões fundamentais: *social*, *mental* e *física*. Relatam que outra dimensão aceita no estudo do autoconceito é o fator acadêmico. Para os autores, apesar do autoconceito físico desempenhar um papel central na estratégia global de autoconceito dos idosos, não se pode ignorar os outros fatores. Dentro dessa faixa etária, no entanto, a percepção do próprio corpo, o autoconceito físico, é relativamente inexplorada. Esses autores indicam que essa percepção é dividida em *aparência física*, *saúde física* e *aptidão física*, porém sugerem que o modelo de autoconceito físico é insuficiente para averiguar como o idoso se conceitua.

1.6 O ESTUDO DAS RELAÇÕES ENTRE ATIVIDADE FÍSICA, ASPECTOS PSICOLÓGICOS E FÍSICOS

A saúde física é um fator decisivo na qualidade de vida do indivíduo, seja ele idoso ou não. Porém, a saúde mental deve receber os mesmos cuidados, pois não é menos importante. Segundo a Organização Mundial de Saúde (OMS, 2001), saúde mental não é só a ausência de transtornos mentais: abrange o bem-estar subjetivo, a autonomia, a competência e a autoeficácia, a autorrealização intelectual e emocional, o funcionamento mental e está intimamente ligada com o funcionamento físico e social.

Gobbi, Villar e Zago (2005) comentam que os poucos estudos abordando a relação entre condicionamento físico e saúde mental não têm oferecido suporte suficiente para a área da Educação Física. Da mesma forma, conforme assinalado anteriormente, Spirduso (2005) também discorre sobre o número inferior de pesquisas que relacionam atividade física e bem-estar psicológico, e relata que essas pesquisas se mostram inconclusivas e com graves problemas metodológicos.

Blumenthal et al. (1991), em um estudo com 101 indivíduos (homens e mulheres com mais de 60 anos), dividiram os participantes em três grupos diferentes: um grupo realizou atividade aeróbia, outro grupo realizou ioga e o terceiro foi o grupo de controle. Os autores sugerem que a atividade física proporcionou benefícios psicológicos, mas os benefícios físicos foram mais significativos.

McAuley, Lox e Duncan (1993), avaliando adultos e idosos (idade média de 54 anos), relatam que os escores foram negativos em avaliações fisiológicas e que os aspectos psicológicos pesquisados também adquiriram menores escores. Confirmando essa tese, em um estudo com adultos, McAuley, Bane e Mihalko (1995) relatam que o estado psicológico é um fator determinante para melhora de variáveis físicas.

Tsutsumi et al. (1997) comentam que estudos anteriores relatavam que o exercício aeróbio era a melhor forma de proporcionar bem-estar psicológico para idosos. Os autores realizaram uma pesquisa com 42 idosos (idade média de 68 anos), propondo uma atividade de força de baixa intensidade durante 12 semanas, avaliando aspectos fisiológicos e psicológicos antes e depois do período de treinamento. Os resultados do estudo indicaram que o programa de força foi associado com as melhorias na aptidão fisiológica e no funcionamento psicológico. Nas melhoras físicas, foi possível verificar ganho de força muscular de 38,6% e redução da gordura corporal em 3,0%. Mudanças psicológicas favoráveis foram encontradas no traço de ansiedade e na confiança percebida da potencialidade física.

Todavia, após a revisão de mais de 200 referências bibliográficas, não foi encontrado nenhum estudo sobre a participação de idosos em um programa de atividade física de longa duração que propusesse relações entre capacidades físicas e fatores do autoconceito.

Para Tamayo et al. (2001), o estudo do autoconceito e o impacto da atividade física tem sido realizado com crianças, adolescentes e universitários, praticantes de atividades físicas de curta duração, organizadas por terceiros, relacionadas à aprendizagem de novas habilidades esportivas ou em contexto de competição. Os autores relatam a escassez de trabalhos encontrados sobre autoconceito e atividade física em adultos e idosos, principalmente em trabalhos de intervenção de longa duração.

2 PROGRAMA DE ATIVIDADE FÍSICA PARA IDOSOS

2.1 Direcionamentos para o programa de atividade física

Este programa de atividade física para idosos iniciou-se em 2005. Faz parte de um programa amplo denominado *Programa de Revitalização de Idosos*, que, atualmente, atende mais de 300 idosos no município de São Carlos-SP, objetivando melhorar as condições físicas e psicológicas do idoso, propiciando, assim, melhores condições funcionais para realizar as atividades da vida diária. Levando em consideração o alto número de idosos sedentários, esse programa tem a finalidade de atender um número alto de idosos com segurança e baixo custo, visando benefícios para os participantes.

Para formular e aplicar adequadamente esse programa, foi realizada uma ampla pesquisa bibliográfica sobre pressupostos básicos do treinamento físico, tipos de exercício e seus benefícios e alterações físico e psicológicas com o envelhecimento. Foi feita, também, a análise de dois programas de atividade física para idosos realizados em Portugal e na Espanha, dos quais se originou o *Programa de Revitalização de Idosos*.

Esse programa foi sistematizado considerando que os idosos não são necessariamente doentes. Confundir senescência com senilidade é um equívoco que leva à crença de que a doença é um fato natural na terceira idade, fazendo que as condições físicas dos idosos sejam, muitas vezes, subestimadas, e não trabalhadas adequadamente.

O objetivo deste programa é melhorar a força, a resistência aeróbia, a flexibilidade, o equilíbrio e a agilidade do idoso, proporcionando a ele melhor condição física para aumentar e/ou preservar sua autonomia. Assim, entender como se comporta o estado físico e as capacidades físicas com a senescência torna o profissional mais consciente de como deve ser sua intervenção.

Foi possível verificar um grande número de idosos hipertensos. A pressão arterial (PA) aumenta com o envelhecimento, dessa maneira, é necessário ter cuidado e cautela com os idosos hipertensos na prática de atividade física, verificando periodicamente se o controle da PA está sendo realizado adequadamente.

Averiguar a frequência cardíaca (FC) durante a atividade física é uma forma de detectar alterações significativas e de controlar a intensidade da atividade em questão, tornando-a segura, mas, também, adequada para ganhos de benefícios.

A obesidade é um fator de risco para diversas patologias, assim, um cuidado especial deve ser dado aos idosos participantes do programa que apresentem alta porcentagem de gordura.

Além dos cuidados com as condições físicas, a melhora das condições psicológicas também é um dos objetivos do programa. É necessário lembrar que transtornos psicológicos são comuns na terceira idade. O indivíduo mais velho sofre no contexto cultural brasileiro uma nítida indiferença social. Os estados psicológicos que acompanham o envelhecimento são, muitas vezes, provocados por fatores como: doenças, perdas de entes queridos, isolamento, restrição de oportunidades e desengajamento das principais atividades socioeconômicas, que podem causar distúrbios afetivos depressivos. Todos os atos, as vitórias e as derrotas, as características físicas e psíquicas, as dificuldades financeiras, a minimização dos papéis sociais antes incorporados, o preconceito e todas vivências do idoso perante a sociedade influenciam no estado psicológico do idoso.

Para que o idoso permaneça em um programa de atividade física e desfrute de seus benefícios, é fundamental que o professor de Educação Física proporcione um ambiente prazeroso, respeitando as características psicológicas do idoso. Erroneamente, o idoso é tratado por profissionais como criança, com atividades inadequadas para a faixa etária em questão.

Apesar do conhecimento dos benefícios da atividade física para o bem-estar do idoso, ainda é raro o profissional que, em seu planejamento de aulas, inclua quais os benefícios psicológicos que serão abordados e as atividades que tenham esse fim.

Qualquer atividade física sempre implica uma simultaneidade física e psíquica que nem sempre é levada em consideração por praticantes ou pelos profissionais envolvidos. Dessa forma, quando se propõe ao idoso a prática de atividade física, o estado psicológico dele também é alterado. Essa alteração pode ser positiva ou negativa, dependendo das características da intervenção proposta. Assim, o profissional de Educação Física não modifica apenas as capacidades físicas do idoso, mas, também, seu estado psicológico, podendo proporcionar benefícios ou malefícios para o idoso.

Considerando todas as vivências negativas existentes no contexto que o idoso vive, para atingir o objetivo principal do programa, que é melhorar a qualidade de vida do idoso, o professor de Educação Física deve assumir essa responsabilidade. Sempre que possível, o profissional deve intervir, de maneira que a autoestima do aluno melhore, valorizando as qualidades do praticante e propondo desafios que sejam significativos, mas, ao mesmo tempo, possíveis de ser alcançados. Dessa maneira, qualquer intervenção que afete a expectativa de vida, o bem-estar em todos os aspectos e a capacidade funcional implica alterações na saúde mental das pessoas idosas, inclusive a prática de atividade física.

É bastante comum, nas aulas de atividade física para idosos, ouvir o seguinte: "*Eu não sabia que conseguia fazer isso!*". Como a sociedade, o próprio idoso incorpora as informações que são transmitidas socialmente e deixa de executar várias atividades e movimentos por julgar que não é capaz. Um exemplo disso é sentar-se no chão. Muitos idosos relatam que gostariam de sentar no chão para brincar com os netos, mas têm medo de se lesionarem. Assim, quando o profissional de Educação Física proporciona melhores condições físicas, promove, também, a oportunidade de voltar a fazer movimentos que propiciem prazer e bem-estar psicológico. Muitas vezes, não é necessário grande ganho de força ou de flexibilidade para voltar a se sentar no chão: o fato de ensinar a maneira adequada de executar o movimento dá a oportunidade de voltar a executá-lo com segurança.

Além de estratégias para melhora da condição psicológica, neste programa de atividade física, serão priorizadas as capacidades físicas: resistência aeróbia, força, flexibilidade e capacidades coordenativas, nas quais estão incluídos o equilíbrio e o ritmo. Dessa forma, é importante entender o que é cada uma dessas capacidades físicas, seus pressupostos básicos e ter um aporte teórico que demonstre o ganho dessas capacidades em pessoas com mais de 60 anos.

2.2 Direcionamentos para o planejamento da atividade

O programa descrito neste livro é composto por atividades que desenvolvem as capacidades e as habilidades físicas dos idosos, contudo, para desenvolvê-las adequadamente, é preciso saber a diferença conceitual entre ambas.

Habilidade física é um ato que requer movimento, é intencional e aprendido a fim de ser executado corretamente. A habilidade física tem "zero" na sua escala, isto é, o idoso que nunca executou certo tipo de atividade, para executar os movimentos do programa, terá de aprender os movimentos. Assim, quando se apresenta um movimento novo para o idoso, é importante respeitar a habilidade do indivíduo, para que este vivencie todas as etapas da aprendizagem motora, evitando lesões.

Quando um aluno, idoso ou não, executa um movimento pela primeira vez, ele passa, inicialmente, pela *fase cognitiva*. Essa fase é marcada por grande número de erros grosseiros e não apresenta *feedback* intrínseco, ou seja, o praticante não consegue perceber se está fazendo o movimento corretamente ou não.

Após executar o movimento algumas vezes, o indivíduo passa para a *fase associativa*, na qual os erros diminuem e tendem a restringir-se a detalhes das habilidades; há *feedback* intrínseco, mas o indivíduo não consegue corrigir seus erros sem apoio externo (ajuda do professor).

Finalmente, depois de algum tempo executando o mesmo movimento, o aluno passa para a *fase autônoma*, na qual se movimenta sem grande demanda de atenção e consegue realizar outra tarefa simultaneamente. O indivíduo pode detectar e corrigir seus próprios erros.

É fundamental que o professor de Educação Física conheça essas fases, para que haja respeito ao aprendizado do aluno e ao programar suas atividades, levando em consideração a habilidade do idoso ao executar a ação, apresentando progressivamente e no ritmo do aluno movimentos com maior exigência de habilidade motora, como alternados e simultâneos, de membros superiores e inferiores.

A *capacidade física* é um conjunto de condições necessárias para realização de uma atividade. Não há "zero" na escala, isto é, o idoso sempre iniciará o programa de atividade física com alguma capacidade física. Por exemplo: ao procurar o programa, o idoso já tem certa força física, que pode ser precária ou adequada. Isso também acontece com as demais capacidades físicas (resistência, flexibilidade, equilíbrio, coordenação e ritmo).

A seguir, apresentam-se as capacidades físicas trabalhadas no programa, relacionando-as com as atividades para os idosos.

Resistência é a capacidade de suportar um estímulo por um período prolongado. Do ponto de vista da mobilização energética do músculo, a resistência pode ser denominada como aeróbia ou anaeróbia. Na resistência aeróbia, existe oxigênio suficiente para a queima oxidativa de substâncias energéticas. A atividade aeróbia com intensidade de leve a moderada é a ideal para indivíduos idosos. Claramente, quando pessoas idosas sedentárias iniciam programas de exercícios, a capacidade aeróbia pode ser restabelecida para níveis aceitáveis. O exercício ideal para o idoso é de intensidade moderada baseando-se na porcentagem (50%-74%) de VO_2máx (previamente determinada) ou da frequência cardíaca máxima (FCmáx).

TABELA 2.1 - VALORES DE REFERÊNCIA PARA OS IDOSOS

Idade	Frequência-alvo	FCmáx
50	102-136	170
60	96-128	160
70	90-120	150
80	84-112	140

Uma atividade que trabalha a força muscular é aquela que age contra alguma resistência. Existem três tipos distintos de força: a *força máxima*, a *força rápida* e a *resistência de força*.

A *força máxima* é a maior força que o sistema neuromuscular é capaz de mobilizar por meio de uma contração muscular máxima voluntária. Esse tipo de treinamento pode ser altamente lesivo e, geralmente, é realizado com atletas, portanto, não é trabalhado neste programa.

A *força rápida* é a capacidade de movimentação do corpo, ou de parte deste, pelo sistema neuromuscular, em velocidade máxima. Esse tipo de força também não será nosso objetivo.

A *resistência de força* é a capacidade de resistência à fadiga em condições de trabalho prolongado de força. Nesse treinamento, são considerados a intensidade do estímulo (peso) e o volume do estímulo (número de repetições) para se atingir um determinado objetivo. No trabalho de força, deve-se tomar cuidado com a execução da manobra de Valsava, ou seja, deve-se evitar que o idoso suspenda a respiração (apneia) ao se exercitar.

O idoso, em suas atividades cotidianas, dificilmente necessitará de força máxima ou de força rápida. A maioria das atividades realizadas pelos idosos tem como característica a resistência de força. Carregar sacolas, colocar roupas no varal, esfregar-se durante o banho, entre outras, são ações que exigem resistência à fadiga em condições de força. Assim, neste programa, será priorizado o trabalho de *resistência de força*, com a utilização de pequenas sobrecargas e número razoavelmente grande de repetições. Como em qualquer outra capacidade física, o ganho de resistência de força deve ser progressivo. Então, pode-se iniciar o trabalho de um exercício apenas com o peso do membro que o executará e o peso da gravidade e, aos poucos, ir acrescentando sobrecarga por meio de bastões, halteres, tensores e bolas.

Diversos estudos têm demonstrado a eficiência de programas de força para a saúde de idosos – por exemplo, na função respiratória (Nascimento et al., 2013), na autonomia (Sant'ana, Sant'ana e Albergaria, 2011), entre outros – por meio de exercícios realizados em aparelhos de musculação. No entanto, esse tipo de trabalho é inviável para este programa, já que há um número alto de participantes em uma mesma aula.

A *flexibilidade* caracteriza-se como a capacidade de executar movimentos de grande amplitude. Músculos mais flexíveis são capazes de executar movimentos mais harmônicos, com economia de energia e menos suscetíveis a lesões. Dessa maneira, é importante que se trabalhe a flexibilidade em um programa para idosos.

Existem dois tipos de flexibilidade: a *flexibilidade ativa* é aquela que é a maior amplitude conseguida por meio da contração muscular antagonista; a *flexibilidade passiva* é aquela que utiliza a força externa para sua execução. O exercício de flexibilidade no qual o próprio executante segura ou empurra o membro em ação é considerado um trabalho de flexibilidade passiva.

Há três tipos de métodos para se adquirir flexibilidade: o *dinâmico*, o *estático* e o *de facilitação neuromuscular proprioceptiva*.

No *método dinâmico*, o exercício é executado em movimentação constante, insistindo ativamente na posição de grande amplitude. Em razão do constante movimento de estiramento muscular, esse método não é indicado, pois pode ocasionar lesões.

No *método estático*, a postura do exercício é adquirida de forma lenta e relaxada, buscando atingir a maior amplitude passiva possível e mantê-la de 8 a 20 segundos, aproximadamente.

O *método de facilitação neuromuscular proprioceptiva* mais usado é também conhecido como 3S (*Scientific Stretching for Sports*). Nesse método, utiliza-se a influência que ocorre entre o fuso muscular e o órgão tendinoso de Golgi de um músculo e a que ocorre em seu antagonista. Para isso, são necessários três passos: posicionar-se em amplitude máxima; realizar contração isométrica máxima contrária durante 8 segundos; e relaxar, posicionando-se de modo a aumentar a amplitude inicial. Se executado com cuidado e atenção, pode ser um método seguro e muito eficaz, mesmo para indivíduos idosos. Neste programa, poderão ser utilizados o método estático e o método de facilitação neuromuscular, pois são eficientes para o ganho de flexibilidade no idoso e, quando trabalhados corretamente, não causam lesões.

A *capacidade coordenativa* é a habilidade de controlar o movimento. Dentro das capacidades coordenativas, encontram-se:

- capacidade de concatenação de movimentos: coordenação de determinadas regiões do corpo;
- capacidade de diferenciação: coordenação harmônica dos membros;
- capacidade de orientação: determinação e mudança de posição ou de um movimento no espaço e no tempo;
- capacidade de ritmo: adaptação a um ritmo dado, interiorizá-lo e reproduzi-lo em movimento;
- capacidade de reação: responder com uma ação motora rápida e objetiva;
- capacidade de adaptação a variações: adaptar-se à nova situação da condição externa;
- capacidade de equilíbrio: manter-se em determinada posição ou voltar a ela.

Para ganho das capacidades coordenativas, é necessária a imposição de novos repertórios de movimento ou de novas formas de união desses movimentos. Assim, se o objetivo é a continuidade do ganho de coordenação motora, deve-se aumentar progressivamente a complexidade do movimento. Para alcançar esse objetivo, pode-se unir movimentos diferentes em uma mesma sequência ou executar movimentos diferentes, de membros superiores e inferiores, simultaneamente. Com as sequências de movimentos, exige-se do idoso o uso da memória, o que é bastante positivo, pois há o decréscimo desta com o envelhecimento.

As quedas são bastante comuns aos idosos, pelas características destes; existem diversos estudos, como Costa e Parizotto (2013) e Gomes e Vieira (2013), que relacionam quedas com equilíbrio. Por essa razão, neste programa, um dos objetivos é o ganho de equilíbrio com exercícios específicos. Para se manter em equilíbrio em uma determinada posição, é necessária a coordenação de contração de algumas musculaturas e relaxamento de outras.

Brown e Mishica (1989) sugerem a utilidade de programas específicos de treinamento de equilíbrio corporal como instrumento para melhorar as reações posturais estáticas e dinâmicas e reduzir a frequência de quedas em indivíduos de idade avançada.

Roberts e Fitzpatrick (1983) mostram que a prática e o uso contínuo dos mecanismos de equilíbrio que ocorrem na atividade física também aumentam a autoconfiança das pessoas mais idosas em suas capacidades, o que, por sua vez, aumenta a mobilidade. Esses aumentos físicos relacionados às atividades podem reduzir a gravidade e as consequências de uma queda, caso ela ocorra.

Para o treinamento de qualquer uma das capacidades físicas, é necessário certo grau de estresse físico que tire o organismo do estado de equilíbrio (homeostase), para que faça uma nova adaptação, ganhando, assim, um novo estado físico (mais forte, flexível ou resistente). Portanto, um treinamento demasiadamente fraco não modificará o estado físico do idoso.

Com o envelhecimento, existe o declínio das condições físicas, porém, um programa de atividade física adequado é capaz de estabilizar e/ou melhorar essas capacidades físicas, proporcionando melhores condições de realização das atividades de vida diária.

Não se pode deixar de considerar os princípios básicos para o treinamento físico: princípio da sobrecarga; princípio da ciclização; princípio da especificidade; e princípio da proporcionalização, que têm como objetivo otimizar a escolha e a execução de métodos de treinamento, não podendo ser utilizados e considerados isoladamente, mas, sim, no contexto em que se inserem.

Pode-se detectar, por meio do princípio do treinamento desportivo, que o organismo se adapta rapidamente aos estímulos dados, inclusive o organismo do indivíduo idoso. Para que os estímulos continuem proporcionando melhora das capacidades físicas, é indicado que se modifique o tipo de exigência apresentada. Para isso, o mesmo movimento pode ser realizado com maior velocidade na contração concêntrica e menor na excêntrica, vice-versa, ou, ainda, ter a mesma velocidade nas duas fases. Poderá ser realizado com menor amplitude ou com sua amplitude máxima. É possível acrescentar uma força externa, como halteres ou caneleiras, a participação de outro indivíduo oferecendo uma força contrária ao que o movimento sugere, ou utilizar um elástico como implemento que dificulta movimento. A criatividade do profissional será fundamental para que o implemento da capacidade física seja o mais contínuo possível.

Neste programa, propõem-se sessões com duração de 50 minutos, iniciadas por um preaquecimento, preparando toda a estrutura musculoesquelética para os exercícios de alongamento inicial. Nos exercícios de flexibilidade, o aluno deverá manter-se na posição indicada entre 6 e 10 segundos. Tais exercícios são de natureza passiva e estática, diminuindo, assim, uma possível contração isométrica que poderia acarretar o aumento da PA, além do risco na realização da manobra de Valsalva. Nessa fase inicial, pode-se montar a aula apresentando todo o preaquecimento e, então, iniciar os alongamentos. Também é possível preaquecer uma musculatura, alongá-la e, dessa maneira, passar por todas as musculaturas. Pode-se, ainda, executar um movimento de alongamento dos membros superiores enquanto se faz um movimento de preaquecimento de membros inferiores, iniciando a aula de uma forma mais agitada.

Para que o programa não se torne monótono, dicas como essas serão apresentadas neste capítulo.

Todas as aulas compõem-se das seguintes partes:

- preaquecimento;
- alongamento inicial;
- resistência aeróbia;
- capacidades coordenativas;
- treinamento de resistência de força;
- flexibilidade;
- relaxamento.

Entretanto, a divisão e a distribuição do tempo da aula depende do objetivo almejado.

O preaquecimento tem como objetivo tirar o corpo da condição de repouso, preparando-o para o alongamento inicial, tendo como característica abranger pequena movimentação de todos os grupos musculares.

O alongamento inicial dá continuidade ao trabalho de sair da condição de repouso iniciada pelo preaquecimento e preparar o corpo para a atividade. Nessa fase, o objetivo é um breve alongamento priorizando os grupos musculares que serão mais exigidos na aula.

Sempre na última aula da semana, será dada ênfase ao trabalho de alongamento, que acontecerá do meio até o final da aula. Objetiva-se, com isso, ativar todos os grupos musculares; o profissional pode dar maior ênfase a um grupo muscular que outro e, na semana seguinte, trocar esse foco.

Este livro apresentará sistematicamente todos os exercícios que poderão ser utilizados no programa de atividade física, além de dicas para a montagem das aulas, de maneira que os profissionais apresentem as aulas da forma mais parecida possível, objetivando atingir os mesmos objetivos/resultados em turmas diferentes. No entanto, é necessário respeitar e aproveitar os pontos fortes de cada profissional.

Para o sucesso do programa, são relevantes fatores como o *controle da respiração*, o *relaxamento* e a *hidratação*. A observação de como está o ritmo respiratório do idoso durante a atividade é um fator de segurança, assim, deve-se solicitar que o idoso demasiadamente ofegante diminua seu ritmo; é, também, um fator de controle da qualidade da intensidade solicitar que o idoso demasiadamente descansado, que está conversando o tempo todo, aumente seu ritmo de exercício. A hidratação durante a atividade física é de extrema importância para o idoso, pois o percentual de água corporal com a idade cai de, aproximadamente, 70% para 40%. A hidratação deve ser incentivada sempre que o idoso sentir necessidade. Para facilitar essa prática, pode-se deixar garrafinhas de água próximas ao local que os idosos farão as atividades.

O professor deve manter uma preocupação constante com a motivação do idoso, para que haja a permanência deste no programa. A mesma preocupação com a motivação do grupo deve se refletir na variação dos exercícios sugeridos e na manutenção de um ambiente agradável, dois dos fatores fundamentais para a adesão do grupo ao programa. O ambiente agradável é criado por meio do relacionamento professor-aluno positivo e no incentivo do bom relacionamento aluno-grupo. Existem várias atividades que podem ser uma estratégia para o bom relacionamento do grupo. No entanto, o bom relacionamento professor-aluno vai depender, em grande parte, da empatia que o profissional tem pelo público idoso.

2.3 Direcionamento para atividade física motivadora

Podem-se citar inúmeros fatores decisivos para que o idoso se sinta motivado para continuar no programa. Um fato que tem sido relatado pelos idosos como motivador de sua permanência são as avaliações físicas e psicossociais frequentes. Conhecer as influências da atividade proporcionada faz que o idoso se valorize e se mantenha motivado para o programa. No entanto, a maioria dos fatores motivacionais está diretamente ligada à intervenção do professor de Educação Física. Conforme citado, o idoso, em nossa sociedade, sofre com o preconceito e o menosprezo. Quando ele é recebido com atenção, carinho e sorriso, sua inserção na atividade é bastante provável.

Existem qualidades profissionais que são de grande importância na manutenção da motivação do aluno, como: pontualidade; assiduidade; apresentação profissional; responsabilidade; ética; conhecimento técnico e prático; e, principalmente, prazer em trabalhar com idosos.

Outro fato importante é a variação das atividades apresentadas. A possibilidade de variação de exercícios, para obtenção de um mesmo objetivo, não enriquece apenas as sessões, mas, também, propõe constantes desafios aos participantes, cria a possibilidade de quebra de homeostase, estimula positivamente a confiança e a autoestima do aluno. Por essa razão, neste programa, procura-se apresentar diversos exercícios para cada grupo muscular, para que o professor tenha opções, evitando a monotonia.

A forma pela qual os exercícios serão programados será o diferencial nas aulas. Para isso, existem diversas maneiras de montar uma aula de ginástica, que poderá ser programada ao se alternar exercícios por membros, utilizando um exercício de membros superiores e, logo depois, outro, de membros inferiores. É possível, ainda, aplicar os exercícios das musculaturas de membros superiores na primeira parte da aula e, posteriormente, executar os de membros inferiores. Pode-se, também, utilizar séries de exercícios que tenham como objetivo principal a mesma musculatura; dessa forma, o professor torna a aula mais intensa. Nesse tipo de aula, programam-se movimentos diferentes de um mesmo grupo muscular em uma mesma série, fazendo que se aumente a intensidade na musculatura trabalhada, sem que a aula fique monótona. Em determinadas aulas, o profissional pode solicitar que todos os movimentos sejam feitos em colchonetes, ou seja, que os alunos se deitem em decúbito dorsal, ventral ou lateral; recomenda-se que se alterne uma série em pé e outra no colchonete.

O tipo de descanso utilizado é uma forma de variar a aula ou de torná-la mais ou menos intensa. Na utilização do *descanso passivo*, o aluno para de se movimentar entre um exercício (ou uma série) e outro. No *descanso ativo*, o aluno pode descansar a musculatura trabalhada ao executar um movimento que priorize outra musculatura.

Controlar a quantidade de execução dos movimentos é outra forma de variação. Na aula, o profissional pode marcar o tempo de cada exercício ou contar o número de movimentos que serão executados. Pode-se utilizar a mesma quantidade ou o mesmo tempo de movimentos em todos os exercícios da aula, ou dar prioridade para alguma musculatura. É possível fazer uma série crescente, na qual se executa, por exemplo, 2 movimentos de um exercício para os dorsais, 2 para o quadríceps e 2 para o tríceps; na próxima série, cada exercício terá 4 repetições; na outra série, 8 repetições; e, na última, 16 repetições. Essa série pode ser apresentada de forma decrescente, com 16 movimentos para cada grupo muscular; depois 8, 4 e, finalmente, 2. Existem, ainda, muitas outras formas de modificar a quantificação da aula.

É bem-vinda a modificação da estrutura da aula, posicionando a parte aeróbia no início, como é mais comum; dividindo o trabalho aeróbio, intercalando-o com séries de exercícios localizados; ou posicionando a parte aeróbia no final da aula, conforme novas tendências têm defendido, já que essa seria a melhor forma de queimar gordura, pois a energia armazenada na musculatura é queimada na fase localizada e se eliminam intensamente os lipídios armazenados. Todavia, não se deve deixar de fazer um aquecimento eficiente, para a profilaxia de lesões.

O circuito é uma das formas de trabalhar as partes aeróbia e localizada. Ele se caracteriza por ser uma aula apresentada em estações. Existem diversas formas de programar essas estações: alternadas por membros (ou seja, uma estação priorizando musculaturas de membros superiores e a seguinte, membros inferiores), por exercícios localizados e aeróbios, por materiais (por exemplo: em uma estação, os alunos utilizam o colchonete; em outra, os bastões, os halteres etc.), ou por estações com características de esportes. São infinitas as possibilidades.

Outra forma importante de motivação na atividade com idosos é o tipo de ritmo utilizado. Muitos idosos preferem forró, samba, salsa etc. à música eletrônica, a mais usada em academias. O educador pode privilegiar um desses ritmos e apresentar curiosidades sobre ele.

Há muitos ritmos que podem ser utilizados na aula. Seus passos característicos auxiliam na parte aeróbia. O ritmo pode, inclusive, apenas servir de fundo musical para os exercícios propostos. Um cuidado importante que deve ser tomado ao utilizar uma música demasiadamente rápida é observar se os idosos sem boas condições físicas conseguem executar os exercícios adequadamente.

Existem muitas outras formas de tornar as aulas motivadoras; isso dependerá da criatividade do profissional.

É importante recordar que cada um tentará fazer o exercício o mais corretamente possível, esforçando-se um pouco, mas que cada pessoa fará o que puder. A sessão é para ser divertida, um passatempo, para ganhar amigos, e não sofrer. Exigir que os idosos façam uma atividade demasiadamente cansativa ou proporcionar uma atividade aquém às capacidades e às habilidades dos idosos são fatores de desmotivação.

Para que o professor possa escolher os exercícios que utilizará, obedecendo o objetivo da aula, apresenta-se o Quadro 2.1, a seguir.

Quadro 2.1 - Grupos musculares e suas funções principais

Abdominais	
Flexão lateral do tronco	Quadrado lombar
Rotação de tronco	
Elevação oblíqua para a frente	Oblíquos
Flexão da coluna, aproximando tórax e pelve	Reto abdominal
Compressão de vísceras/respiração	Transverso abdominal
Inferior	Reto + oblíquo
Membros inferiores	
Flexão plantar	Tibial posterior, fibular longo e curto, sóleo, gastrocnêmio e plantar

Continua

Continuação

Membros inferiores	
Extensão plantar	Tibiais anteriores
Flexão do joelho	Isquiotibiais mediais (semitendinosos e semimembranáceos), isquiotibiais laterais (bíceps femoral), grácil
Extensão do joelho	Quadríceps (reto femoral, vasto lateral, vasto intermédio, vasto medial)
Flexão do quadril	Psoas maior e psoas ilíaco, sartório
Extensão do quadril	Glúteo máximo
Abdução do quadril	Glúteo mínimo e médio, sartório, tensor da fáscia lata
Adutores do quadril	Pectíneo, adutor magno, grácil, adutor curto, adutor longo
Rotadores mediais do quadril	Tensor da fáscia lata, glúteo mínimo e médio (fibras anteriores)
Rotadores laterais do quadril	Piriforme, quadrado femoral, obturador interno e externo, gêmeo superior e inferior
Membros superiores	
Flexão do punho	Flexores do carpo (palmar curto e longo), flexores dos dedos
Extensão do punho	Extensores do carpo e extensores dos dedos
Pronação	Braquiorradial, pronador redondo e quadrado
Supinação	Braquiorradial, supinador
Flexão do cotovelo	Bíceps braquial, braquial, braquiorradial e coracobraquial
Extensão do cotovelo	Tríceps braquial e ancôneo
Abdução do ombro	Deltoide (anterior e posterior), supraespinhoso
Adução do ombro (predominante posteriormante – dorsais, anteriormente – peitorais)	Grande dorsal, redondo, peitoral (superior e inferior)
Abdução da escápula da escápula (elevar ombros)	Trapézio superior e médio, romboides maior e menor, levantador da escápula
Adução da escápula (depreciar ombros)	Trapézio médio e inferior, romboides maior e menor

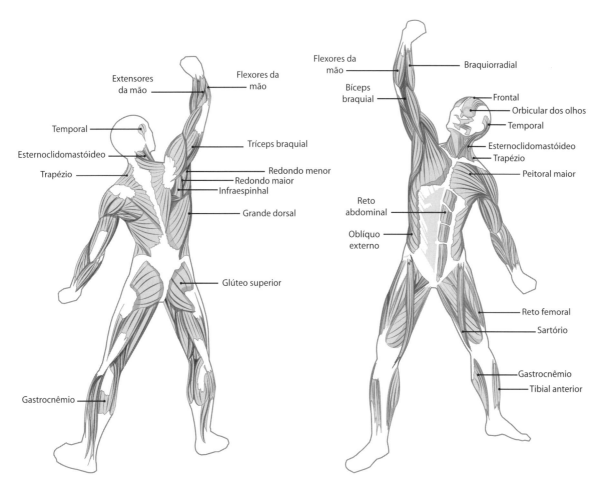

FIGURA 2.1 – PRINCIPAIS GRUPOS MUSCULARES.
Fonte: adaptado de Sobotta (2009).

2.4 Programação semanal das atividades

Para um trabalho eficiente, é importante que o idoso tenha um determinado tempo de repouso entre uma sessão e outra. Assim, indica-se que as aulas para idosos aconteçam nas segundas, quartas e sextas-feiras. Como este programa tem o objetivo de melhorar as condições físicas gerais do idoso por meio do aprimoramento das habilidades e capacidades físicas, foram estabelecidas prioridades em cada dia da semana, para que todas as capacidades físicas primordiais para a qualidade de vida do idoso sejam trabalhadas. Todos os grupos musculares devem ser trabalhados, de maneira a proporcionar o equilíbrio corporal saudável; dessa forma, eles também foram distribuídos nos objetivos semanais. Nas Tabelas 2.2, 2.3 e 2.4, a seguir, serão apresentados os objetivos de cada dia da semana.

Tabela 2.2 - Primeira sessão da semana - Segunda-feira

	Atividades físicas	Tempo	Porcentagem
1	Preaquecimento	2 min	4%
2	Alongamento inicial	3 min	6%
3	Resistência aeróbia e capacidades coordenativas (agilidade)	20 min	35%
4	Força: flexores e extensores de cotovelo, flexores de joelho e flexores plantar	15 min	25%
5	Flexibilidade e relaxamento	10 min	20%

Tabela 2.3 - Segunda sessão da semana - Quarta-feira

	Atividades físicas	Tempo	Porcentagem
1	Preaquecimento	2 min	4%
2	Alongamento inicial	3 min	6%
3	Resistência aeróbia	15 min	25%
4	Força: extensores do joelho, dorsais e abdutores do ombro	20 min	35%
5	Capacidades coordenativas (equilíbrio)	5 min	10%
6	Flexibilidade e relaxamento	5 min	10%

Tabela 2.4 - Terceira sessão da semana - Sexta-feira

	Atividades físicas	Tempo	Porcentagem
1	Preaquecimento	2 min	4%
2	Alongamento inicial	3 min	6%
3	Resistência aeróbia	15 min	25%
4	Força: peitoral, adutores, abdutores e extensores de coxa e capacidades coordenativas	10 min	20%
5	Flexibilidade	15 min	25%
6	Relaxamento	5 min	10%

2.5 Descrição dos exercícios

A seguir, serão descritos os exercícios pelos quais serão atingidos os objetivos do programa. A motivação é fundamental para que o idoso participe com prazer e melhore sua capacidade física. Por meio da prática na área, acredita-se que a diversificação da aula é um dos principais componentes para manter o interesse do aluno. Assim, será apresentada uma quantidade de exercícios bem superior à dada em uma sessão, para que estes possam ser alternados, sem, no entanto, que se desprezem os princípios do treinamento físico ou os objetivos pretendidos no dia da semana e que, posteriormente, serão mensurados. Serão aqui apresentados exercícios de fácil execução e exercícios mais complexos, pois, no programa, existem idosos mais debilitados e idosos com excelentes condições físicas. O profissional deve ter bom senso para escolher o movimento adequado para a turma em questão, assim como adaptar sua atividade para algum participante oferecendo a opção de um exercício menos complexo.

2.5.1 Preaquecimento

Rotação do pescoço
- *Principais grupos musculares envolvidos*: músculos cervicais – esternoclidomastóideo.
- *Posição inicial*: em pé, pés paralelos, joelhos e braços relaxados, abdome e glúteos levemente contraídos, em posição relaxada.
- *Descrição do movimento*: realizar rotação do pescoço para a direita e a esquerda.

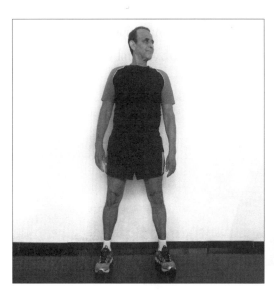
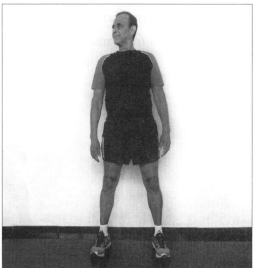

Circundução do pescoço

- *Principais grupos musculares envolvidos*: músculos cervicais.
- *Posição inicial*: em pé, pés paralelos, joelhos e braços relaxados, abdome e glúteos levemente contraídos, em posição confortável.
- *Descrição do movimento*: realizar circundução total do pescoço, primeiramente para a direita e, depois, para a esquerda.

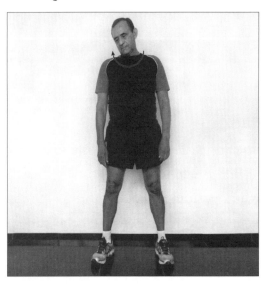

Flexão e extensão do pescoço

- *Principais grupos musculares envolvidos*: músculos cervicais – esternoclidomastóideo, esplênio, trapézio (superior).
- *Posição inicial*: em pé, pés paralelos, joelhos e braços relaxados, abdome e glúteos levemente contraídos, em posição confortável.
- *Descrição do movimento*: realizar flexão e extensão do pescoço.

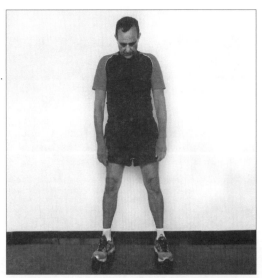 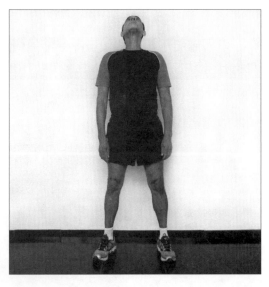

Adução e abdução das escápulas

- *Principais grupos musculares envolvidos*: articulação do ombro – trapézio (superior e médio), romboide (maior e menor), levantador da escápula.
- *Posição inicial*: em pé, pés paralelos, joelhos e braços relaxados, abdome e glúteos levemente contraídos, em posição confortável.
- *Descrição do movimento*: realizar abdução e adução das escápulas.

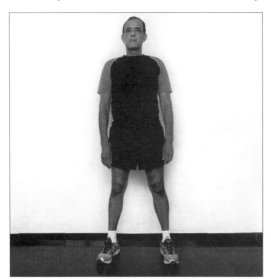
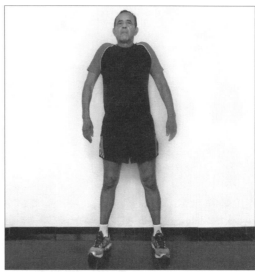

Adução e abdução das escápulas, alternadamente

- *Principais grupos musculares envolvidos*: articulação do ombro – trapézio (superior e médio), romboide (maior e menor), levantador da escápula.
- *Posição inicial*: em pé, pés paralelos, joelhos e braços relaxados, abdome e glúteos levemente contraídos, em posição confortável.
- *Descrição do movimento*: realizar abdução e adução das escápulas, alternadamente.

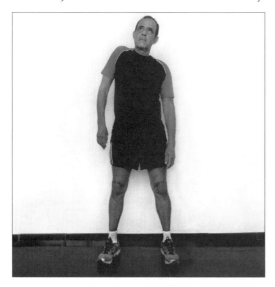
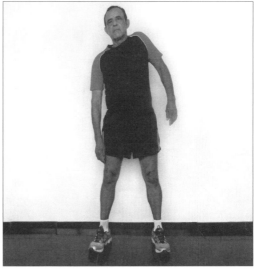

Circundução posteroanterior e anteroposterior dos ombros

- *Principais grupos musculares envolvidos*: articulação do ombro – trapézio (superior e médio), romboide (maior e menor), levantador da escápula.
- *Posição inicial*: em pé, pés paralelos, joelhos e braços relaxados, abdome e glúteos levemente contraídos, em posição confortável.
- *Descrição do movimento*: realizar circundução dos ombros, primeiramente posteroanterior e, depois, anteroposterior.

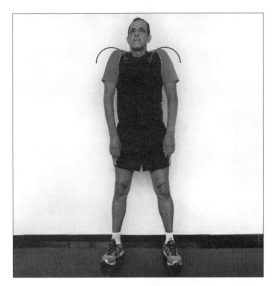 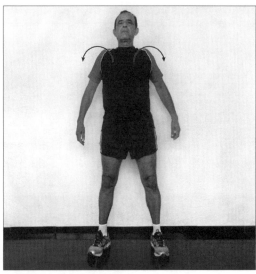

Circundução posteroanterior e anteroposterior alternada dos ombros

- *Principais grupos musculares envolvidos*: articulação do ombro – trapézio (superior e médio), romboide (maior e menor), levantador da escápula.
- *Posição inicial*: em pé, pés paralelos, joelhos e braços relaxados, abdome e glúteos levemente contraídos, em posição confortável.
- *Descrição do movimento*: realizar circundução dos ombros, primeiramente posteroanterior e, depois, anteroposterior, alternadamente.

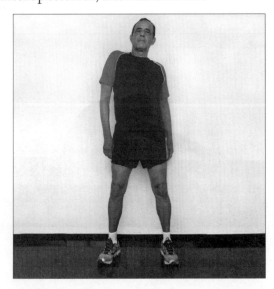

Adução e abdução dos braços

- *Principais grupos musculares envolvidos*: articulação do ombro – deltoide (anterior e posterior), supraespinhoso, grande dorsal, redondo, peitoral (superior e inferior).
- *Posição inicial*: em pé, pés paralelos, joelhos e braços relaxados, abdome e glúteos levemente contraídos, em posição confortável.
- *Descrição do movimento*: realizar abdução e adução lateral do braço.

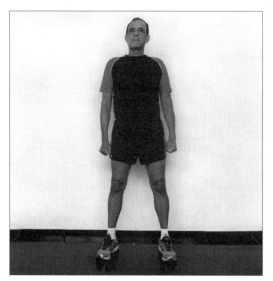
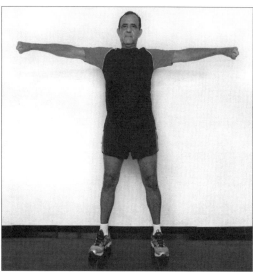

Flexão e extensão do ombro

- *Principais grupos musculares envolvidos*: articulação do ombro – deltoide (anterior e posterior), supraespinhoso, grande dorsal, redondo, peitoral (superior e inferior).
- *Posição inicial*: em pé, pés paralelos, joelhos e braços relaxados, abdome e glúteos levemente contraídos, em posição confortável.
- *Descrição do movimento*: realizar flexão e extensão do ombro.

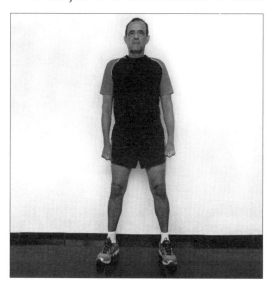
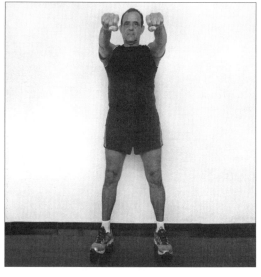

Extensão e flexão da articulação do cotovelo

- *Principais grupos musculares envolvidos*: articulação do cotovelo – bíceps braquial, braquial, braquiorradial, tríceps braquial e ancôneo.
- *Posição inicial*: em pé, pés paralelos, joelhos e braços relaxados, abdome e glúteos levemente contraídos, em posição confortável.
- *Descrição do movimento*: realizar flexão e extensão da articulação do cotovelo.

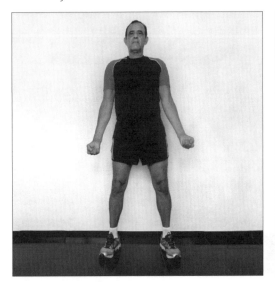
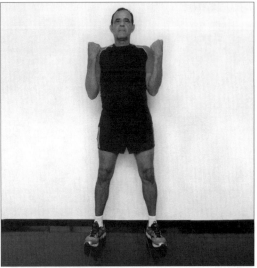

Circundução da articulação do punho

- *Principais grupos musculares envolvidos*: articulação do punho – flexores do carpo (palmar curto e longo), flexores dos dedos, extensores do carpo e extensores dos dedos.
- *Posição inicial*: em pé, pés paralelos, joelhos e braços relaxados, abdome e glúteos levemente contraídos, em posição confortável.
- *Descrição do movimento*: realizar circundução da articulação do punho.

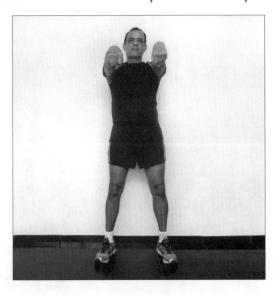

Elevação frontal da perna flexionada

- *Principais grupos musculares envolvidos*: articulação coxofemoral – psoas maior, psoasilíaco, sartório, glúteo máximo.
- *Posição inicial*: em pé, pés paralelos, joelhos e braços relaxados, abdome e glúteos levemente contraídos, em posição confortável.
- *Descrição do movimento*: realizar elevação frontal da perna flexionada, alternando direita e esquerda (flexão da articulação do quadril).

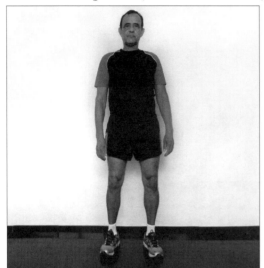 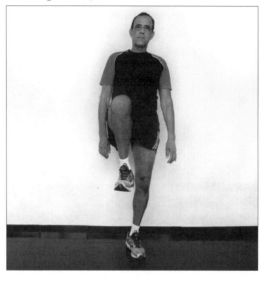

Flexão da articulação do joelho, alternadamente

- *Principais grupos musculares envolvidos*: articulação do joelho – isquiotibiais mediais (semitendinosos e semimembranáceos), isquiotibiais laterais (bíceps femoral), grácil.
- *Posição inicial*: em pé, pés paralelos, joelhos e braços relaxados, abdome e glúteos levemente contraídos, em posição confortável.
- *Descrição do movimento*: realizar flexão da articulação do joelho alternadamente, levando o pé em direção ao glúteo. Repetir o exercício com o outro pé.

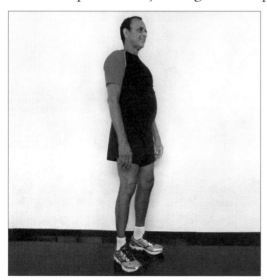 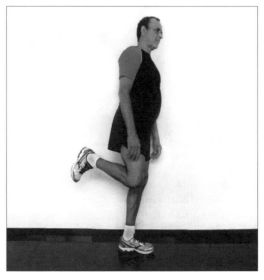

Pequena flexão dos joelhos

- *Principais grupos musculares envolvidos*: articulação do joelho – quadríceps.
- *Posição inicial*: em pé, pernas afastadas e pés ligeiramente direcionados para fora.
- *Descrição do movimento*: realizar uma pequena flexão dos joelhos e voltar à *posição inicial*.

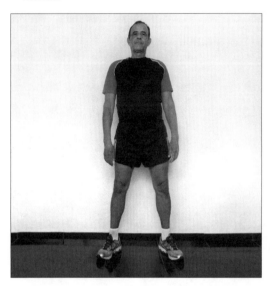 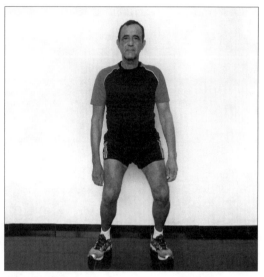

Pequena flexão alternada dos joelhos

- *Principais grupos musculares envolvidos*: articulação do joelho – quadríceps.
- *Posição inicial*: em pé, pernas afastadas e pés ligeiramente voltados para fora.
- *Descrição do movimento*: realizar uma pequena flexão dos joelhos, alternadamente, e voltar à *posição inicial*.

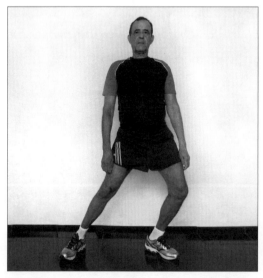 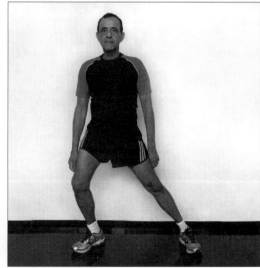

Circundução da articulação do tornozelo
- *Principais grupos musculares envolvidos*: articulação do tornozelo – tibial posterior, fibular (longo e curto), sóleo, gastrocnêmio e plantar, tibiais anteriores.
- *Posição inicial*: em pé, com os braços relaxados, sustentar o corpo com uma das pernas.
- *Descrição do movimento*: realizar circundução da articulação do tornozelo.

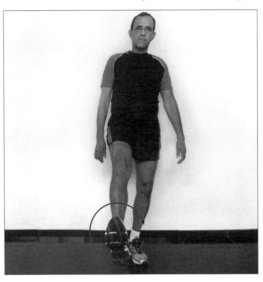

Flexão plantar
- *Principais grupos musculares envolvidos*: articulação do tornozelo – tibial posterior, fibular (longo e curto), sóleo, gastrocnêmio e plantar, tibiais anteriores.
- *Posição inicial*: em pé, pernas ligeiramente afastadas e pés paralelos.
- *Descrição do movimento*: realizar a flexão plantar, subindo nas pontas dos pés, alternadamente.

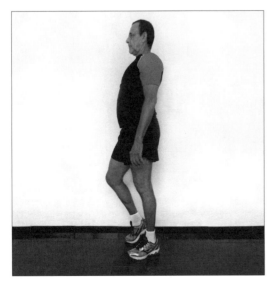 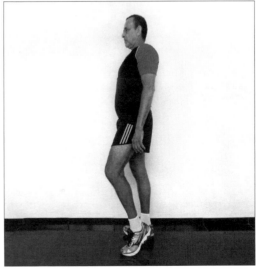

Observação: todos os exercícios podem ser modificados, caso o participante não tenha condição de executá-lo; além disso, muitos deles podem ser executados com o aluno sentado em uma cadeira. Para não tornar a atividade monótona, pode-se executar os exercícios movimentando os membros de forma simultânea ou alternada. É possível, ainda, realizar simultaneamente um exercício de membros inferiores e outro de membros superiores, conforme os exemplos a seguir.

Movimento de preaquecimento, utilizando como principais grupos musculares bíceps braquial e iliopsoas

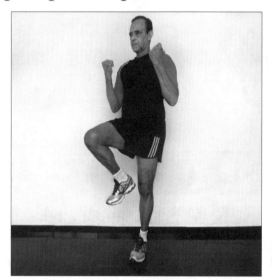
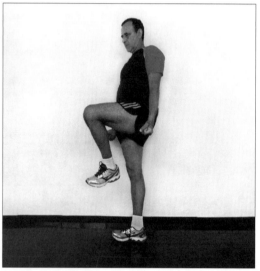

Movimento de preaquecimento, utilizando como principais grupos musculares deltoide e isquiotibiais

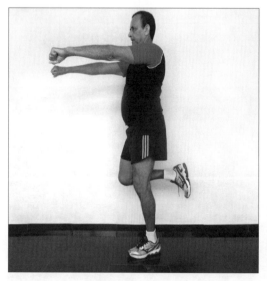
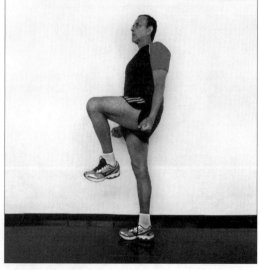

2.5.2 Flexibilidade

2.5.2.1 Flexibilidade de músculos da região cervical e de membros superiores

Inclinação do pescoço para os lados
- *Principais grupos musculares envolvidos*: articulação do pescoço – trapézio (porção superior), esplênio, levantador da escapula, esternoclidomastóideo.
- *Posição inicial*: em pé, pés paralelos, joelhos e braços relaxados, abdome e glúteos levemente contraídos, em posição confortável ou sentado em uma cadeira ou no chão.
- *Descrição do movimento*: inclinar o pescoço para o lado, tentando levar a orelha para perto do ombro. Primeiramente, para o lado direito e, depois, para o lado esquerdo.

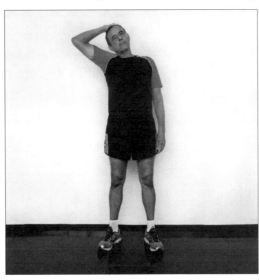

Flexão do pescoço para a frente
- *Principais grupos musculares envolvidos*: articulação do pescoço – trapézio (porção superior), esplênio, levantador da escápula.
- *Posição inicial*: em pé, pés paralelos, joelhos e braços relaxados, abdome e glúteos levemente contraídos, em posição confortável ou sentado em uma cadeira ou no chão.
- *Descrição do movimento*: flexão do pescoço à frente, com as mãos apoiadas atrás da cabeça, fazendo uma leve pressão.

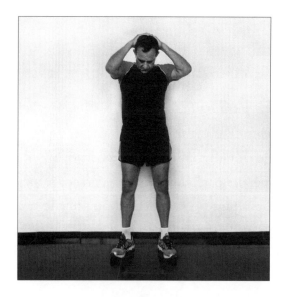

Hiperextensão da articulação dos ombros

- *Principais grupos musculares envolvidos*: articulação do ombro – peitoral maior e feixe anterior do deltoide.
- *Posição inicial*: mãos unidas, próximas aos glúteos, dedos das mãos entrelaçados.
- *Descrição do movimento*: tentar estender os braços, e, se possível, elevá-los, realizando uma hiperextensão da articulação dos ombros.

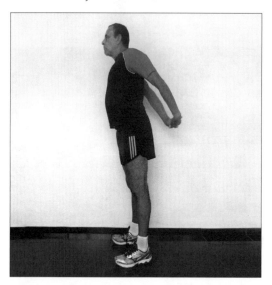

Rotação do tronco

- *Principais grupos musculares envolvidos*: articulação do ombro – peitoral maior e feixe anterior do deltoide.
- *Posição inicial*: em pé, pés paralelos, joelhos relaxados, abdome e glúteos levemente contraídos, em posição confortável. Próximo a uma parede.

- *Descrição do movimento*: apoiar uma das mãos na parede, com o braço estendido e a 90° em relação ao corpo. Realizar uma rotação do tronco, com a intenção de colocar-se de costas para a parede. Extensão posterior do ombro. Repetir com o outro braço.

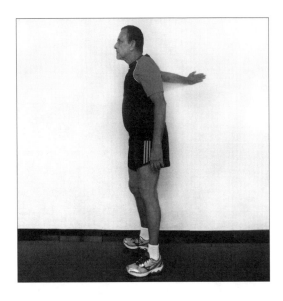

Elevação dos braços acima da cabeça
- *Principais grupos musculares envolvidos*: articulação do ombro – peitoral (feixes inferiores).
- *Posição inicial*: em pé, pés paralelos, joelhos e braços relaxados, abdome e glúteos levemente contraídos, em posição confortável ou sentado em uma cadeira ou no chão.
- *Descrição do movimento*: segurar um bastão ou uma toalha com as duas mãos à frente do corpo, com os braços estendidos; realizar uma abdução frontal (flexão do ombro), até levar os braços acima da cabeça. Levar os braços para trás da cabeça o máximo possível.

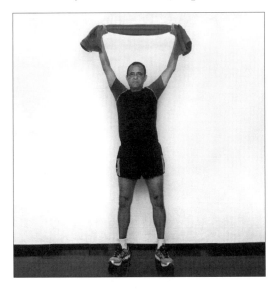

Adução do braço na horizontal

- *Principais grupos musculares envolvidos*: articulação do ombro – deltoide (porção posterior).
- *Posição inicial*: em pé, pés paralelos, joelhos e braços relaxados, abdome e glúteos levemente contraídos, em posição confortável ou sentado em uma cadeira ou no chão.
- *Descrição do movimento*: realizar adução do braço direito na horizontal, passando-o próximo ao peitoral, segurando-o com a mão esquerda. Repetir com o outro braço.

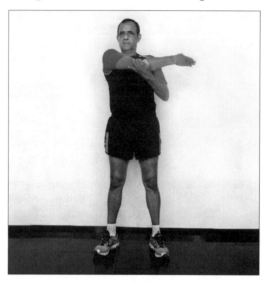

Elevação do braço flexionado em 180° em relação ao corpo

- *Principais grupos musculares envolvidos*: articulação do ombro – tríceps.
- *Posição inicial*: em pé, pés paralelos, joelhos e braços relaxados, abdome e glúteos levemente contraídos, em posição confortável ou sentado em uma cadeira ou no chão.
- *Descrição do movimento*: elevar o braço direito a 180° em relação ao corpo; flexioná-lo e puxá-lo com a mão esquerda. Repetir com o outro braço.

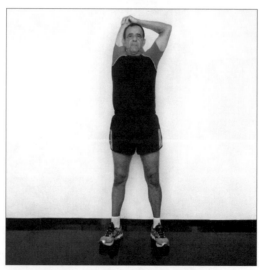

Braços estendidos à frente do corpo
- *Principais grupos musculares envolvidos*: articulação do cotovelo – bíceps e dorsais.
- *Posição inicial*: em pé, pés paralelos, joelhos e braços relaxados, abdome e glúteos levemente contraídos, em posição confortável ou sentado em uma cadeira ou no chão.
- *Descrição do movimento*: dedos das mãos entrelaçadas à frente do corpo; estender os braços e fazer uma flexão do ombro a 90°, frontalmente.

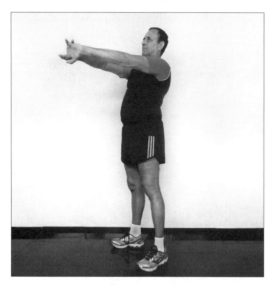

Flexão de punhos com os braços à frente
- *Principais grupos musculares envolvidos*: articulação do punho – flexores do carpo (palmar curto e longo), flexores dos dedos.
- *Posição inicial*: em pé, pés paralelos, joelhos e braços relaxados, abdome e glúteos levemente contraídos, em posição confortável ou sentado em uma cadeira ou no chão.
- *Descrição do movimento*: braços estendidos e abduzidos horizontalmente à frente do corpo; realizar flexão do punho com o auxílio da outra mão. Repetir com a outra mão.

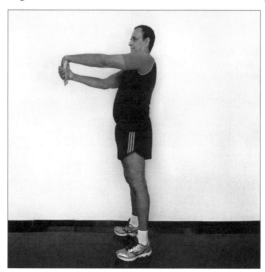

Flexão de punhos com os braços e as palmas à frente

- *Principais grupos musculares envolvidos*: articulação do punho – extensores do carpo e dos dedos.
- *Posição inicial*: em pé, pés paralelos, joelhos e braços relaxados, abdome e glúteos levemente contraídos, em posição confortável ou sentado em uma cadeira ou no chão.
- *Descrição do movimento*: braços estendidos e abduzidos horizontalmente à frente do corpo; realizar a extensão do punho com o auxílio da outra mão. Repetir com a outra mão.

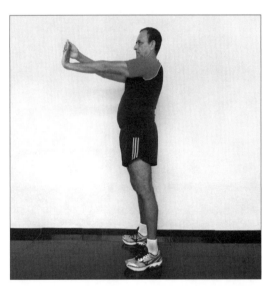

Observação: alguns desses exercícios podem ser modificados com a utilização de toalhas, de bastões ou de outro material que os tornem mais motivantes.

2.5.2.2 Flexibilidade muscular da cintura pélvica e de membros inferiores

Flexão lateral do tronco

- *Principais grupos musculares envolvidos*: coluna vertebral – quadrado lombar e oblíquos.
- *Posição inicial*: em pé, joelhos semiflexionados, pés levemente voltados para fora, abdome e glúteos contraídos.
- *Descrição do movimento*: com o braço direito estendido na vertical, acima da cabeça, realizar flexão lateral do tronco para a esquerda. Repetir com o braço esquerdo.

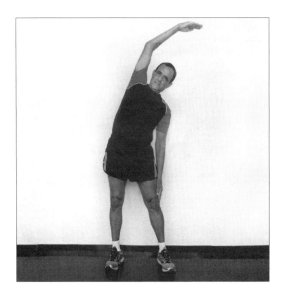

Sentado, flexão lateral do tronco

- *Principais grupos musculares envolvidos*: coluna vertebral – quadrado lombar e oblíquos.
- *Posição inicial*: sentado na cadeira ou no colchonete, com as pernas cruzadas ou da forma que se sentir mais acomodado.
- *Descrição do movimento*: com o braço direito estendido na vertical, acima da cabeça, realizar flexão lateral do tronco para a esquerda. Repetir com o braço esquerdo.

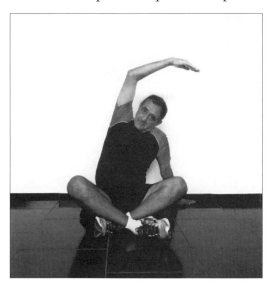

Deitado, rotação de tronco
- *Principais grupos musculares envolvidos*: coluna vertebral – músculos dorsais.
- *Posição inicial*: deitado no colchonete em decúbito dorsal, com os braços em abdução e os ombros encostados no chão.
- *Descrição do movimento*: flexionar as pernas e tirar os pés do chão, realizando uma flexão de quadris; realizar rotação de tronco, direcionando as duas pernas para um dos lados.

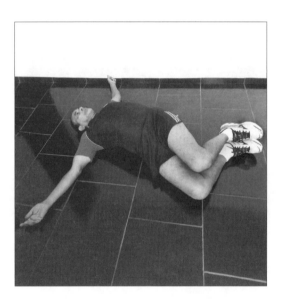

Sentado, rotação do tronco com perna cruzada
- *Principais grupos musculares envolvidos*: coluna vertebral – músculos dorsais.
- *Posição inicial*: sentado no colchonete, com uma das pernas flexionada.
- *Descrição do movimento*: realizar rotação de tronco para o mesmo lado da perna flexionada.

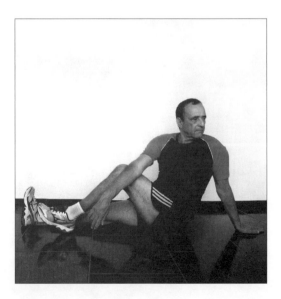

Flexão de tronco com uma perna estendida à frente a outra flexionada

- *Principais grupos musculares envolvidos*: articulação coxofemoral – isquiotibiais mediais (semitendinosos e semimembranáceos), isquiotibiais laterais (bíceps femoral), grácil.
- *Posição inicial*: sentado no colchonete.
- *Descrição do movimento*: uma perna estendida à frente, a outra, flexionada; flexionar o tronco por cima da perna estendida, segurando-a com as mãos. Repetir com a outra perna.

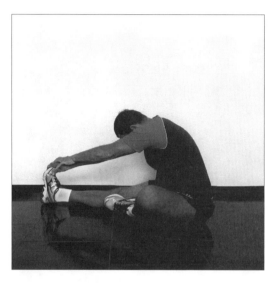

Em pé, tronco flexionado em cima de uma perna

- *Principais grupos musculares envolvidos*: articulação coxofemoral – isquiotibiais mediais (semitendinosos e semimembranáceos), isquiotibiais laterais (bíceps femoral), grácil.
- *Posição inicial*: em pé, pernas afastadas; uma perna estendida, a outra, flexionada.
- *Descrição do movimento*: flexionar o tronco por cima da perna estendida, segurando-a com as mãos. Repetir com a outra perna.

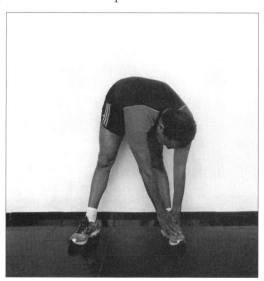

Flexão do tronco em cima da perna estendida

- *Principais grupos musculares envolvidos*: articulação coxofemoral – isquiotibiais mediais (semitendinosos e semimembranáceos), isquiotibiais laterais (bíceps femoral), grácil.
- *Posição inicial*: em pé, pernas unidas; uma perna estendida, a outra, flexionada.
- *Descrição do movimento*: flexionar o tronco por cima da perna estendida, segurando-a com as mãos. Repetir com a outra perna.
- *Observação*: sempre que executar um movimento com flexão de tronco, retornar lentamente, para evitar tonturas e quedas.

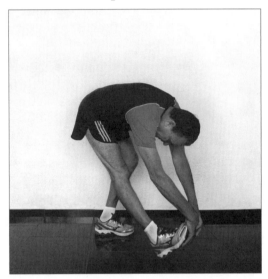

Sentado, flexão do tronco com as pernas unidas

- *Principais grupos musculares envolvidos*: articulação coxofemoral – isquiotibiais mediais (semitendinosos e semimembranáceos), isquiotibiais laterais (bíceps femoral), grácil.
- *Posição inicial*: sentado no colchonete.
- *Descrição do movimento*: com as pernas estendidas e unidas, flexionar o tronco sobre elas, segurando os pés com as mãos.

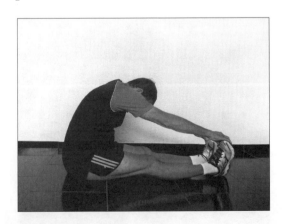

Sentado, pernas estendidas, um pé em cima

- *Principais grupos musculares envolvidos*: articulação coxofemoral – isquiotibiais, mediais (semitendinosos e semimembranáceos), isquiotibiais laterais (bíceps femoral), grácil.
- *Posição inicial*: sentado no colchonete.
- *Descrição do movimento*: com as pernas estendidas, colocar um pé em cima do outro, com ênfase no alongamento da perna de cima. Repetir com a outra perna. Flexionar o tronco sobre as pernas, segurando os pés com as mãos.

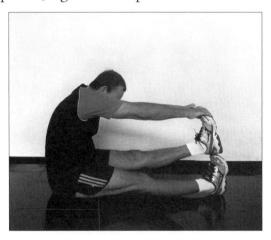

Sentado, pernas estendidas e cruzadas

- *Principais grupos musculares envolvidos*: articulação coxofemoral – isquiotibiais mediais (semitendinosos e semimembranáceos), isquiotibiais laterais (bíceps femoral), grácil.
- *Posição inicial*: sentado no colchonete.
- *Descrição do movimento*: com as pernas estendidas, cruzar uma perna sobre a outra; flexionar o tronco sobre as pernas, segurando os pés com as mãos. Repetir com a outra perna.

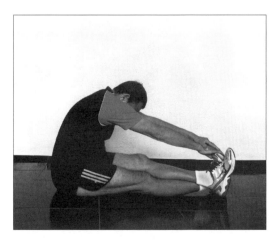

Em pé, pernas unidas e tronco flexionado
- *Principais grupos musculares envolvidos*: articulação coxofemoral – isquiotibiais mediais (semitendinosos e semimembranáceos), isquiotibiais laterais (bíceps femoral), grácil.
- *Posição inicial*: em pé, pernas unidas e estendidas.
- *Descrição do movimento*: flexionar o tronco sobre as pernas, segurando-as com as mãos, ou apoiar as mãos no chão, se conseguir.

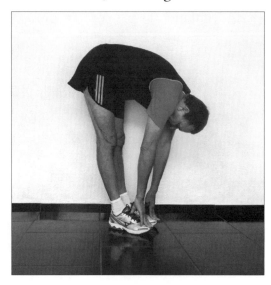

Em pé, pernas cruzadas e tronco flexionado
- *Principais grupos musculares envolvidos*: articulação coxofemoral – isquiotibiais mediais (semitendinosos e semimembranáceos), isquiotibiais laterais (bíceps femoral), grácil.
- *Posição inicial*: em pé, com as pernas estendidas, cruzar uma perna sobre a outra.
- *Descrição do movimento*: flexionar o tronco sobre as pernas, segurando-as com as mãos, ou apoiar as mãos no chão, se conseguir. Repetir com a outra perna.

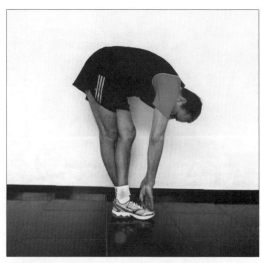

Sentado, pernas afastadas e tronco flexionado

- *Principais grupos musculares envolvidos*: articulação coxofemoral – pectíneo, adutor magno, grácil, adutor (curto e longo).
- *Posição inicial*: sentado no colchonete, pernas estendidas e afastadas.
- *Descrição do movimento*: colocar as mãos entre as pernas e escorregá-las lentamente à frente (flexão de quadris).

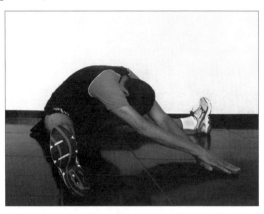

Em pé, pernas afastadas e tronco flexionado

- *Principais grupos musculares envolvidos*: articulação coxofemoral – pectíneo, adutor magno, grácil, adutor (curto e longo).
- *Posição inicial*: em pé, pernas estendidas e afastadas.
- *Descrição do movimento*: flexionar o tronco, colocando as mãos entre as pernas.

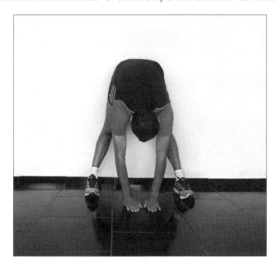

Sentado, pernas flexionadas e pés unidos

- *Principais grupos musculares envolvidos*: articulação coxofemoral – pectíneo, adutor magno, grácil, adutor (curto e longo).
- *Posição inicial*: sentado no colchonete.
- *Descrição do movimento*: pernas flexionadas, pés unidos e joelhos abduzidos. Se possível, segurar os pés, realizando uma leve pressão dos joelhos em direção ao chão.

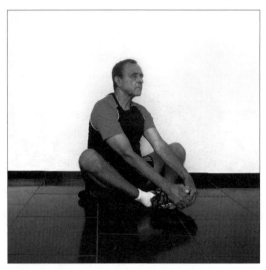

Sentado, uma perna flexionada, com rotação de tronco

- *Principais grupos musculares envolvidos*: articulação coxofemoral e coluna – glúteo (mínimo e médio), sartório, tensor da fáscia lata e quadrado lombar.
- *Posição inicial*: sentado no colchonete.
- *Descrição do movimento*: perna esquerda estendida à frente, cruzar a perna direita sobre a esquerda; abraçar o joelho direito com o braço esquerdo; realizar uma rotação de tronco e apoiar a mão direita atrás do corpo. Repetir do lado oposto.

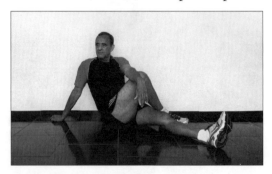

Em pé, a mão segura o pé contrário

- *Principais grupos musculares envolvidos*: articulação do joelho – quadríceps (reto femoral, vasto lateral, intermédio e medial).
- *Posição inicial*: em pé, uma mão apoiada na parede ou em um colega.
- *Descrição do movimento*: flexionar a perna, levando o pé próximo ao glúteo. Se possível, segurar o pé com a mão contrária a este. Se não for possível, realizar o movimento com o auxílio de um colega ou de uma cadeira.

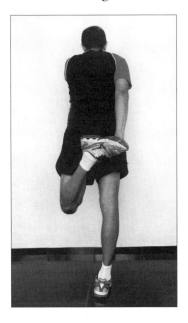

Deitado, em decúbito lateral, a mão segura o pé

- *Principais grupos musculares envolvidos*: articulação do joelho – quadríceps (reto femoral, vasto lateral, intermédio e medial).
- *Posição inicial*: deitado em decúbito lateral no colchonete.
- *Descrição do movimento*: flexionar a perna que não está apoiada no chão, levando o pé próximo ao glúteo. Segure o pé da perna flexionada com a mão do mesmo lado.

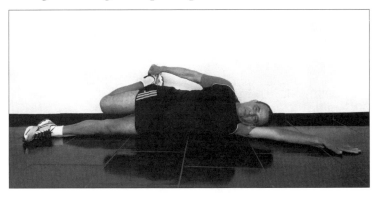

Em pé, um pé à frente e o outro atrás

- *Principais grupos musculares envolvidos*: articulação do tornozelo – tibial posterior, fibular longo e curto, sóleo, gastrocnêmio e plantar.
- *Posição inicial*: em pé, um dos pés à frente e o outro em afastamento posterior.
- *Descrição do movimento*: perna direita semiflexionada; perna esquerda estendida, com afastamento posterior; pés voltados para a parede. Repetir com a outra perna.

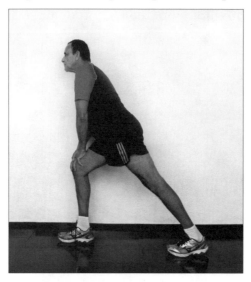

No degrau, alongar a panturrilha

- *Principais grupos musculares envolvidos*: articulação do tornozelo – tibial posterior, fibular (longo e curto), sóleo, gastrocnêmio e plantar.
- *Posição inicial*: em pé, em cima de um degrau ou de uma caixa.
- *Descrição do movimento*: um pé totalmente apoiado no degrau ou na caixa; o outro pé também no degrau ou na caixa, mas apoiando apenas a porção anterior da planta do pé; realizar uma extensão plantar. Repetir com a outra perna.

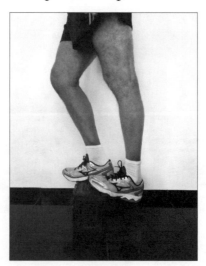

Deitado, abraçar uma perna

- *Principais grupos musculares envolvidos*: articulação coxofemoral – isquiotibiais mediais (semitendinosos e semimembranáceos), isquiotibiais laterais (bíceps femoral), grácil.
- *Posição inicial*: deitado em decúbito dorsal no colchonete.
- *Descrição do movimento*: perna esquerda flexionada, com o pé apoiado no chão. Flexionar perna direita, abraçando-a logo abaixo do joelho, levando-a em direção ao peitoral. Repetir com a outra perna.

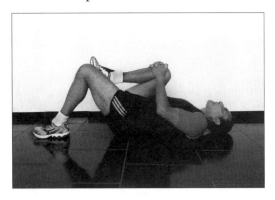

Em pé, segurar o joelho à frente

- *Principais grupos musculares envolvidos*: articulação coxofemoral – isquiotibiais mediais (semitendinosos e semimembranáceos), isquiotibiais laterais (bíceps femoral), grácil.
- *Posição inicial*: em pé, apoiar uma das mãos em uma superfície estável.
- *Descrição do movimento*: realizar flexão de joelho e de quadril, abraçar a perna flexionada logo abaixo do joelho, levando-a em direção ao peitoral. Repetir com a outra perna.

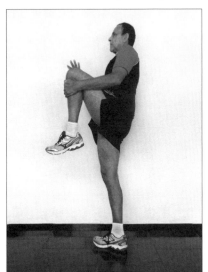

Deitado, com uma perna estendida, segurar o pé

- *Principais grupos musculares envolvidos*: articulação coxofemoral – isquiotibiais mediais (semitendinosos e semimembranáceos), isquiotibiais laterais (bíceps femoral), grácil.
- *Posição inicial*: deitado em decúbito dorsal no colchonete.
- *Descrição do movimento*: perna esquerda flexionada, com o pé apoiado no chão; perna direita semiflexionada ou, se possível, estendida, segurá-la com as mãos e puxá-la em direção ao peitoral. Repetir com a outra perna.

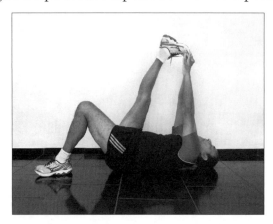

Em pé, um pé na cadeira, com flexão do tronco

- *Principais grupos musculares envolvidos*: articulação coxofemoral – isquiotibiais mediais (semitendinosos e semimembranáceos), isquiotibiais laterais (bíceps femoral), grácil.
- *Posição inicial*: em pé, perna esquerda apoiada em uma barra ou no assento de uma cadeira.
- *Descrição do movimento*: perna esquerda semiflexionada ou, se possível, estendida, segurá-la com as mãos e puxá-la em direção ao peitoral. Repetir com a outra perna.

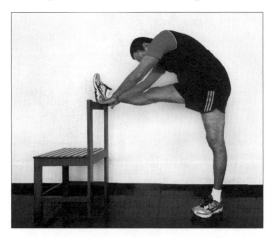

Deitado, flexão do quadril

- *Principais grupos musculares envolvidos*: articulação coxofemoral e coluna – glúteo (mínimo e médio), sartório, tensor da fáscia lata e quadrado lombar.
- *Posição inicial*: deitado em decúbito dorsal no colchonete.
- *Descrição do movimento*: braço esquerdo estendido para o lado, perna direita estendida. Flexionar perna esquerda, retirando o pé do chão; segurar o joelho esquerdo com a mão direita e realizar uma rotação do quadril, apoiando o joelho esquerdo no chão. Repetir do lado oposto.

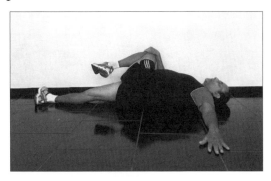

Deitado, pernas flexionadas e pés unidos

- *Principais grupos musculares envolvidos*: articulação coxofemoral – pectíneo, adutor (magno, curto e longo), grácil.
- *Posição inicial*: deitado em decúbito dorsal no colchonete.
- *Descrição do movimento*: com as pernas flexionadas e os pés unidos, realizar abdução dos joelhos.

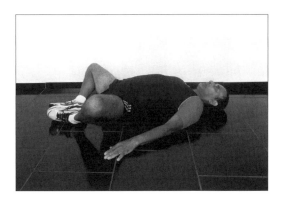

Deitado, alongar braços e pernas
- *Principais grupos musculares envolvidos*: todo o corpo.
- *Posição inicial*: deitado em decúbito dorsal no colchonete.
- *Descrição do movimento*: estender braços acima da cabeça, estender pernas e realizar a flexão plantar.

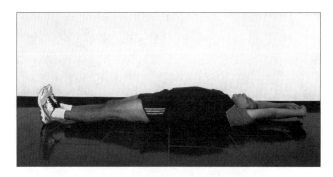

Em pé, braços estendidos
- *Principais grupos musculares envolvidos*: todo o corpo.
- *Posição inicial*: em pé.
- *Descrição do movimento*: estender braços acima da cabeça, estender pernas e realizar a flexão plantar, subindo nas pontas dos pés.

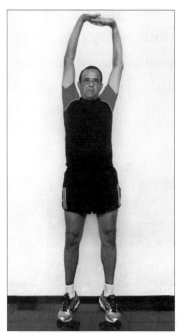

Observação: alguns desses exercícios podem ser modificados com a utilização de toalhas, bastões ou outro material que os tornem mais motivantes.

Atenção! Todos os exercícios de flexibilidade devem ser executados lentamente, com expiração e inspiração calmas e profundas, respeitando as individualidades para evitar lesões. Modificações devem ser feitas para idosos com maior dificuldade motora.

2.5.3 Resistência aeróbia

- Caminhar a passos largos. Inverter a direção.
- Caminhar a passos largos. Alternar com passos curtos.
- Caminhar seguindo diferentes ritmos sugeridos pelo professor por meio de palmas ou verbalmente.
- Caminhar em diferentes ritmos, em duplas, em trios. Aumentar o grupo progressivamente.
- Caminhar explorando diferentes planos: alto, médio e baixo.
- Caminhar nas pontas dos pés; sobre os calcanhares; sobre as bordas externa e interna dos pés.
- Caminhar lateralmente a passos largos. Inverter a direção.
- Caminhar a passos largos, girando os braços para a frente, para trás, alternadamente.
- Caminhar a passos largos, levando os joelhos em direção ao peito. Inverter a direção.
- Caminhar a passos largos, levando o calcanhar ao glúteo. Inverter a direção.
- Formar uma fila indiana, com distância de dois braços para o colega da frente. Todos parados. O último da fila tem de ultrapassar os colegas em zigue-zaque até chegar à frente do primeiro colega, posicionando-se a uma distância de dois braços deste. Repetir o exercício sucessivamente até que todos tenham realizado o movimento.
- Caminhar em zigue-zague por obstáculos (cadeira, *step*, arcos, bastões etc.)
- Caminhar sobre obstáculos (*step*, arcos, bastões etc.)
- Correr estaticamente.
- Correr lentamente. Intercalar com caminhadas.
- Caminhar pela sala, atendendo ao comando do professor para parar e encostar determinada parte do corpo na mesma parte do corpo do colega.
- Utilizar combinações de movimentação (alternados ou simultâneos) de membros superiores e inferiores, seguindo o ritmo de uma música (elevação dos joelhos em flexão; flexão e extensão plantar; semiflexão dos joelhos; elevação das pernas estendidas; flexão e extensão, adução e abdução dos braços em diferentes planos etc.).
- Caminhar pelo espaço da sala em grupos (formando colunas), imitando a movimentação da primeira pessoa da fila, que, após realizar o movimento, passa para o final da fila. Deve-se seguir a dinâmica sucessivamente.
- Formar um grande círculo; ao cantar uma música, será sugerido que as pessoas com uma determinada preferência ou característica em comum (que estiverem usando sapatos pretos; que gostem de manga etc.) troquem de lugar rapidamente.
- Sugerir danças em diferentes ritmos (forró, samba, *rock* etc.) e estruturas (individual e em grupos).

Atenção! Deve-se controlar a frequência cardíaca e a intensidade da atividade, respeitando as condições individuais do idoso. Lembrar-se das dicas de motivação, como os tipos musicais escolhidos.

2.5.4 Força muscular

2.5.4.1 Força muscular de membros superiores e de tronco

Observação: a utilização de bastões, de halteres, de bolas com pesos e de outros materiais disponíveis tornam os exercícios mais motivantes e com maior ou menor intensidade. Muitas vezes, o mesmo exercício pode ser feito com mais de um material.

Flexão e extensão de cotovelos
- *Principais grupos musculares envolvidos*: bíceps braquial, braquial, braquiorradial.
- *Posição inicial*: em pé, pés paralelos, joelhos relaxados, abdome e glúteos levemente contraídos, em posição confortável ou sentado em uma cadeira.
- *Descrição do movimento*: braços ao lado do corpo, flexão e extensão dos cotovelos.
- *Materiais possíveis*: halteres e bastão.

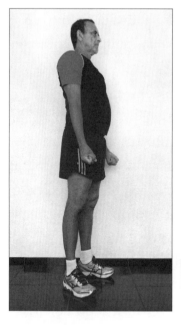
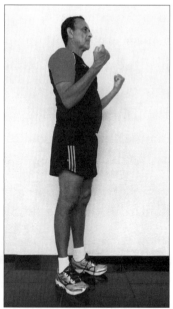

Flexão de cotovelos com pressão
- *Principais grupos musculares envolvidos*: bíceps braquial, braquial, braquiorradial.
- *Posição inicial*: em pé, pés paralelos, joelhos relaxados, abdome e glúteos levemente contraídos, em posição confortável ou sentado em uma cadeira.

- *Descrição do movimento*: braços ao lado do corpo; realizar flexão e extensão do braço direito, o esquerdo deve exercer força contrária ao direito.

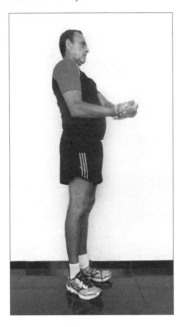

Flexão e extensão de cotovelos, com rotação de antebraço

- *Principais grupos musculares envolvidos*: bíceps braquial, braquial, braquiorradial, pronador redondo e quadrado, supinador.
- *Posição inicial*: em pé, pés paralelos, joelhos relaxados, abdome e glúteos levemente contraídos, em posição confortável ou sentado em uma cadeira.
- *Descrição do movimento*: braços ao lado do corpo, realizar flexão e extensão dos cotovelos, com supinação e pronação de antebraço.
- *Materiais possíveis*: halteres.

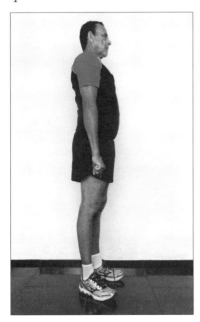 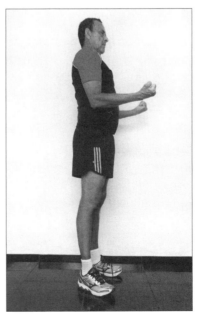

Em dupla, flexão e extensão de cotovelo

- *Principais grupos musculares envolvidos*: bíceps braquial, braquial, braquiorradial (uma pessoa); tríceps braquial e ancôneo (outra pessoa).
- *Posição inicial*: em dupla, em pé, um de frente para o outro.
- *Descrição do movimento*: uma pessoa deve realizar flexão e extensão dos cotovelos; a outra pessoa deve colocar suas mãos sobre as mãos do colega e realizar força contrária ao movimento.

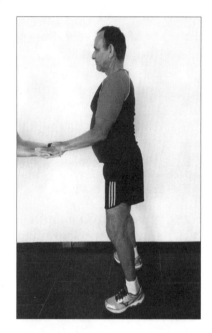

Flexão e extensão de cotovelos na lateral

- *Principais grupos musculares envolvidos*: bíceps braquial, braquial, braquiorradial.
- *Posição inicial*: em pé, pés paralelos, joelhos relaxados, abdome e glúteos levemente contraídos, em posição confortável ou sentado em uma cadeira.
- *Descrição do movimento*: com os braços ao lado do corpo, realizar flexão e extensão dos cotovelos.
- *Materiais possíveis*: halteres.

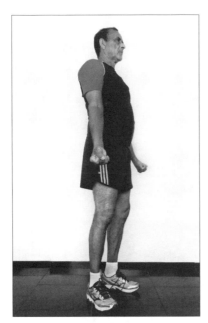
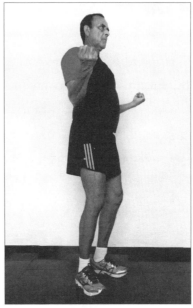

Flexão e extensão de cotovelos, alternadamente

- *Principais grupos musculares envolvidos*: bíceps braquial, braquial, braquiorradial.
- *Posição inicial*: em pé, pés paralelos, joelhos relaxados, abdome e glúteos levemente contraídos, em posição confortável ou sentado em uma cadeira.
- *Descrição do movimento*: braços ao lado do corpo, flexão e extensão dos cotovelos, alternadamente.
- *Materiais possíveis*: halteres.

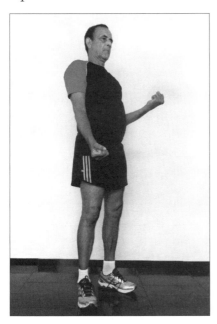
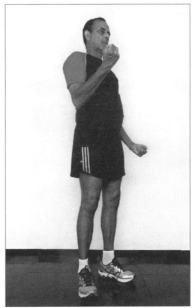

Flexão e extensão de cotovelos, unilateralmente

- *Principais grupos musculares envolvidos*: bíceps braquial, braquial, braquiorradial.
- *Posição inicial*: em pé, pés paralelos, joelhos relaxados, abdome e glúteos levemente contraídos, em posição confortável ou sentado em uma cadeira.
- *Descrição do movimento*: com o braço direito ao lado do corpo, apoiá-lo na mão esquerda, fazendo flexão e extensão do cotovelo direito. Repetir com o outro braço.
- *Materiais possíveis*: um ou dois halteres na mesma mão.

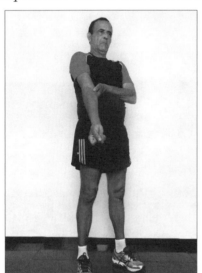
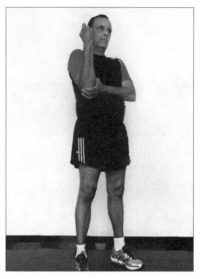

Braços estendidos acima de cabeça e flexão

- *Principais grupos musculares envolvidos*: tríceps braquial e ancôneo.
- *Posição inicial*: em pé, pés paralelos, joelhos relaxados, abdome e glúteos levemente contraídos, em posição confortável ou sentado em uma cadeira.
- *Descrição do movimento*: elevar os braços a 180° em relação ao corpo, ao lado da cabeça; unir as mãos, estender e flexionar os cotovelos.
- *Materiais possíveis*: halteres e bola, com ou sem peso.

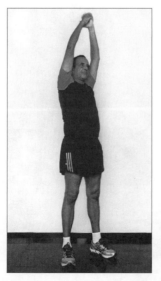
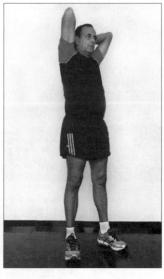

Braço estendido acima da cabeça e flexão unilateral

- *Principais grupos musculares envolvidos*: tríceps braquial e ancôneo.
- *Posição inicial*: em pé, pés paralelos, joelhos relaxados, abdome e glúteos levemente contraídos, em posição confortável ou sentado em uma cadeira.
- *Descrição do movimento*: elevar um dos braços a 180° em relação ao corpo, ao lado da cabeça; com a outra mão, apoiar o braço. Estender e flexionar o cotovelo do braço elevado. Repetir com o outro braço.
- *Materiais possíveis*: um ou dois halteres na mesma mão.

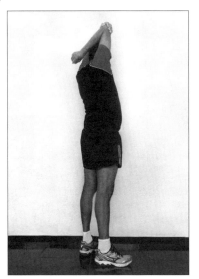 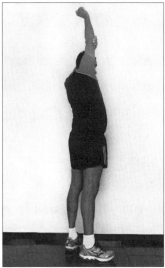

Extensão e flexão do ombro e do cotovelo

- *Principais grupos musculares envolvidos*: tríceps braquial e ancôneo.
- *Posição inicial*: em pé; pé direito à frente, com joelho semiflexionado; pé esquerdo atrás, com joelho estendido; abdome e glúteo levemente contraídos; em posição confortável; tronco ligeiramente flexionado à frente.
- *Descrição do movimento*: realizar extensão do ombro direito, elevando o braço direito posteriormente a, aproximadamente, 90°. Realizar flexão e extensão desse braço. Repetir com o outro braço.
- *Materiais possíveis*: halteres.

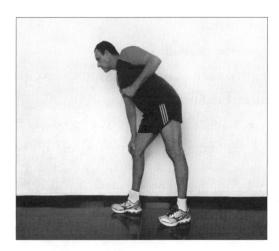
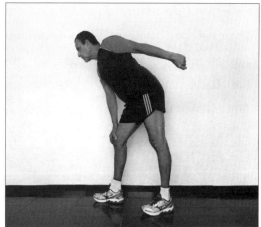

Deitado, extensão e flexão de cotovelos
- *Principais grupos musculares envolvidos*: tríceps braquial e ancôneo.
- *Posição inicial*: deitado em decúbito dorsal no colchonete, pernas flexionadas e pés apoiados no chão.
- *Descrição do movimento*: braços elevados verticalmente a 90° em relação ao corpo, mãos unidas; realizar flexão e extensão dos cotovelos, levando as mãos em direção à testa.
- *Materiais possíveis*: halteres, bastão e bola.

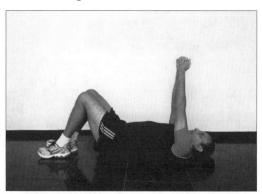
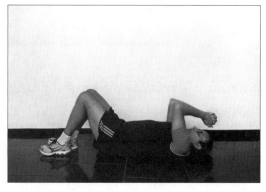

Deitado, extensão e flexão de cotovelo (unilateral)
- *Principais grupos musculares envolvidos*: tríceps braquial e ancôneo.
- *Posição inicial*: deitado em decúbito dorsal no colchonete, pernas flexionadas e pés apoiados no chão.
- *Descrição do movimento*: um dos braços elevado verticalmente a 90° em relação ao corpo, o outro braço com a mão apoiando o cotovelo; realizar flexão e extensão do cotovelo, levando a mão em direção à testa. Repetir com o outro braço.
- *Materiais possíveis*: um ou dois halteres.

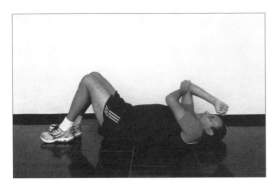 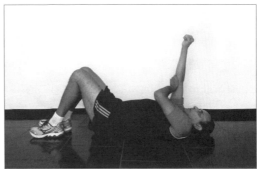

Abdução lateral dos braços

- *Principais grupos musculares envolvidos*: deltoide (anterior e posterior), supraespinal.
- *Posição inicial*: em pé, pés paralelos, joelhos relaxados, abdome e glúteos levemente contraídos, em posição confortável ou sentado em uma cadeira.
- *Descrição do movimento*: com braços estendidos para os lados, realizar abdução e adução lateral dos braços.
- *Materiais possíveis*: halteres.

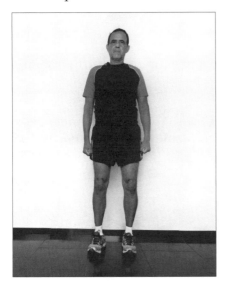 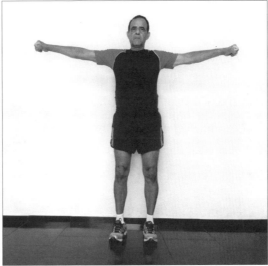

Abdução lateral do braço (unilateral)

- *Principais grupos musculares envolvidos*: deltoide (anterior e posterior), supraespinal.
- *Posição inicial*: em pé, pés paralelos, joelhos relaxados, abdome e glúteos levemente contraídos, em posição confortável ou sentado em uma cadeira.

- *Descrição do movimento*: braços estendidos para os lados, realizar abdução e adução lateral de um dos braços. Repetir com o outro braço.
- *Materiais possíveis*: halteres.

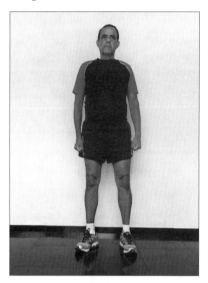
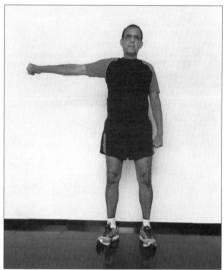

Elevação vertical dos braços

- *Principais grupos musculares envolvidos*: deltoide (anterior e posterior), supraespinal.
- *Posição inicial*: em pé, pés paralelos, joelhos relaxados, abdome e glúteos levemente contraídos, em posição confortável ou sentado em uma cadeira.
- *Descrição do movimento*: braços estendidos e abduzidos a 90° do corpo; elevá-los a 180° em relação ao corpo, ao lado da cabeça; voltar à posição inicial.
- *Materiais possíveis*: halteres.

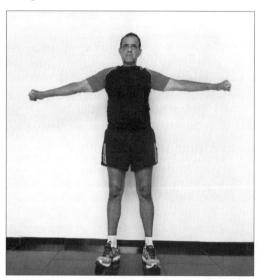
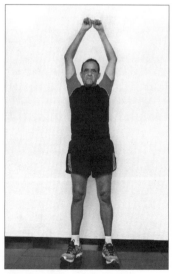

Em abdução, extensão e flexão dos braços

- *Principais grupos musculares envolvidos*: deltoide (anterior e posterior), supraespinal, bíceps braquial.
- *Posição inicial*: em pé, pés paralelos, joelhos relaxados, abdome e glúteos levemente contraídos, em posição confortável ou sentado em uma cadeira.
- *Descrição do movimento*: braços estendidos e abduzidos a 90° do corpo; flexionar e estender os cotovelos.
- *Materiais possíveis*: halteres.

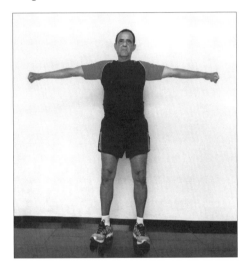
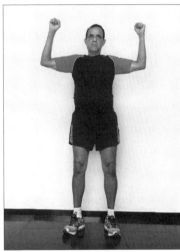

Braços flexionados, com adução e abdução

- *Principais grupos musculares envolvidos*: deltoide (anterior e posterior), supraespinal.
- *Posição inicial*: em pé, pés paralelos, joelhos relaxados, abdome e glúteos levemente contraídos, em posição confortável ou sentado em uma cadeira.
- *Descrição do movimento*: braços abduzidos a 90° em relação ao corpo, cotovelos flexionados a 90°; aproximar antebraços e voltar à posição inicial.
- *Materiais possíveis*: halteres.

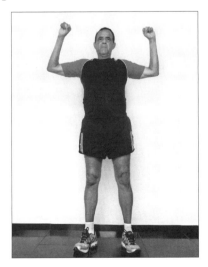
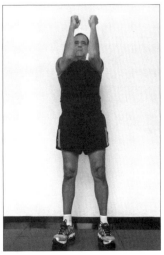

Braços em abdução lateral, realizar adução horizontal

- *Principais grupos musculares envolvidos*: deltoide (anterior e posterior), supraespinal.
- *Posição inicial*: em pé, pés paralelos, joelhos relaxados, abdome e glúteos levemente contraídos, em posição confortável ou sentado em uma cadeira.
- *Descrição do movimento*: braços estendidos para os lados; realizar flexão dos ombros frontalmente e voltar à posição inicial.
- *Materiais possíveis*: halteres e bastão.

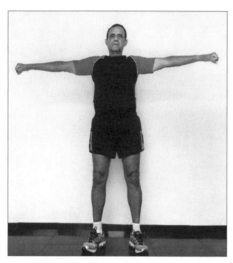
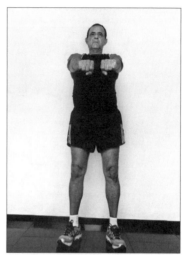

Braços abduzidos, cotovelos flexionados, elevar braços à vertical

- *Principais grupos musculares envolvidos*: deltoide (anterior e posterior), supraespinal.
- *Posição inicial*: em pé, pés paralelos, joelhos relaxados, abdome e glúteos levemente contraídos, em posição confortável ou sentado em uma cadeira.
- *Descrição do movimento*: braços abduzidos a 90° em relação ao corpo, cotovelos flexionados a 90°; elevar braços e deixá-los estendidos a 180° em relação ao corpo; retornar à posição inicial.
- *Materiais possíveis*: halteres.

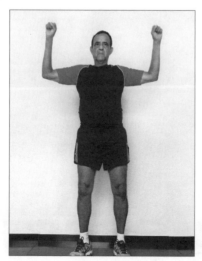
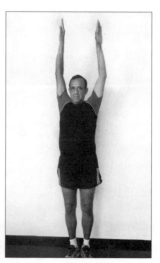

Braços abduzidos, cotovelos estendidos, realizar circundução

- *Principais grupos musculares envolvidos*: deltoide (anterior e posterior), supraespinal.
- *Posição inicial*: em pé, pés paralelos, joelhos relaxados, abdome e glúteos levemente contraídos, em posição confortável ou sentado em uma cadeira.
- *Descrição do movimento*: braços abduzidos a 90° em relação ao corpo, cotovelos estendidos; realizar pequena circundução anteroposterior e posteroanterior dos ombros.
- *Materiais possíveis*: halteres.

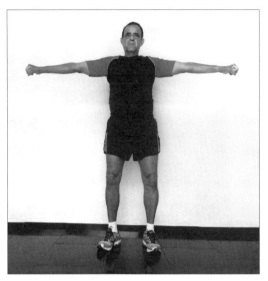

Cotovelos flexionados e unidos, realizar pequenas extensão e flexão dos ombros

- *Principais grupos musculares envolvidos*: deltoide (anterior e posterior), supraespinal.
- *Posição inicial*: em pé, pés paralelos, joelhos relaxados, abdome e glúteos levemente contraídos, em posição confortável ou sentado em uma cadeira.
- *Descrição do movimento*: flexão dos ombros, cotovelos flexionados a 90° e unidos; realizar um movimento de pequena amplitude de extensão e flexão dos ombros.
- *Materiais possíveis*: halteres e bola.

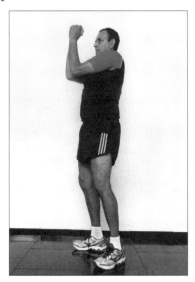 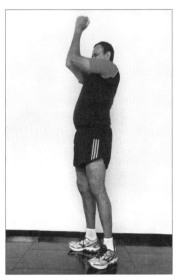

Braços flexionados, mãos unidas, pressionar a bola

- *Principais grupos musculares envolvidos*: peitoral maior e deltoide.
- *Posição inicial*: em pé, pés paralelos, joelhos relaxados, abdome e glúteos levemente contraídos, em posição confortável ou sentado em uma cadeira.
- *Descrição do movimento*: braços em flexão frontal a 90° dos ombros, mãos unidas; pressionar uma bola (ou outro material) entre os cotovelos.
- *Materiais possíveis*: meia, bola de plástico ou de tênis.

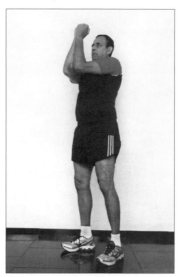

Deitado, braços abduzidos, elevar os braços verticalmente

- *Principais grupos musculares envolvidos*: peitoral maior.
- *Posição inicial*: deitado em decúbito dorsal no colchonete, pernas flexionadas e pés apoiados no chão.
- *Descrição do movimento*: braços abduzidos, cotovelos semiflexionados; elevar os braços verticalmente, acima do peitoral, unindo as mãos; voltar à posição inicial.
- *Materiais possíveis*: halteres.

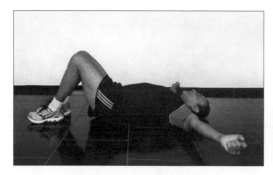 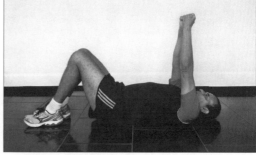

Deitado, braços abduzidos, cotovelos flexionados, elevar os braços
- *Principais grupos musculares envolvidos*: peitoral maior.
- *Posição inicial*: deitado em decúbito dorsal no colchonete, pernas flexionadas e pés apoiados no chão.
- *Descrição do movimento*: braços abduzidos, cotovelos flexionados a 90°; elevar os braços verticalmente, acima do peitoral, estendendo os cotovelos, unindo as mãos; voltar à posição inicial.
- *Materiais possíveis*: halteres.

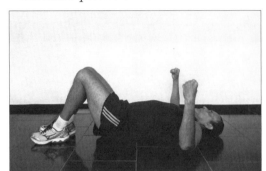 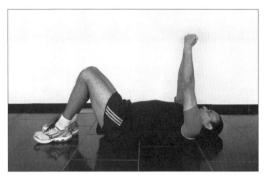

Deitado, braços abduzidos, cotovelos estendidos, realizar circundução dos ombros
- *Principais grupos musculares envolvidos*: peitoral maior.
- *Posição inicial*: deitado em decúbito dorsal no colchonete, pernas flexionadas e pés apoiados no chão.
- *Descrição do movimento*: braços abduzidos, cotovelos estendidos; realizar uma pequena circundução anteroposterior e posteroanterior dos ombros, sem encostar os braços no chão.
- *Materiais possíveis*: halteres.

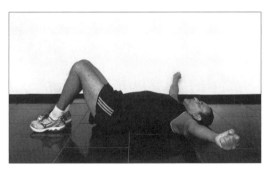

Braços abduzidos, realizar pronação e supinação
- *Principais grupos musculares envolvidos*: peitoral maior.
- *Posição inicial*: deitado em decúbito dorsal no colchonete, pernas flexionadas e pés apoiados no chão.

- *Descrição do movimento*: braços abduzidos, cotovelos estendidos; realizar pronação e supinação dos braços, sem encostá-los no chão.
- *Materiais possíveis*: halteres.

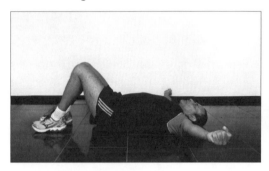 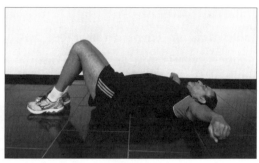

Deitado, braços abduzidos, levá-los ao lado da cabeça

- *Principais grupos musculares envolvidos*: peitoral maior, redondo maior e grande dorsal.
- *Posição inicial*: deitado em decúbito dorsal no colchonete, pernas flexionadas e pés apoiados no chão.
- *Descrição do movimento*: braços estendidos horizontalmente, formando 90° com o corpo, com as mãos unidas e os cotovelos semiflexionados; levar as mãos em direção à cabeça, paralelamente ao chão; retornar à posição inicial.
- *Materiais possíveis*: halteres.

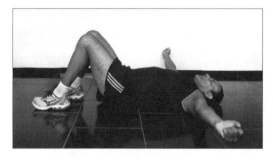 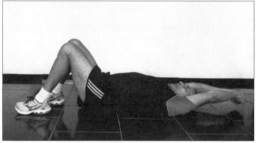

Em pé, abdução dos braços

- *Principais grupos musculares envolvidos*: grande dorsal, redondo, trapézio (superior e médio), romboide (maior e menor).
- *Posição inicial*: em pé; pé esquerdo à frente, com joelho esquerdo semiflexionado; pé direito atrás, com joelho direito estendido; abdome e glúteos levemente contraídos; em posição confortável; tronco ligeiramente flexionado à frente.
- *Descrição do movimento*: mãos unidas à frente do corpo, braços semiflexionados; realizar a abdução dos braços; voltar à posição inicial.
- *Materiais possíveis*: halteres.

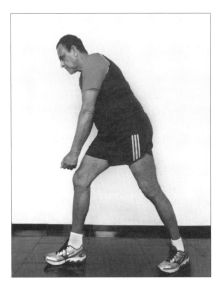
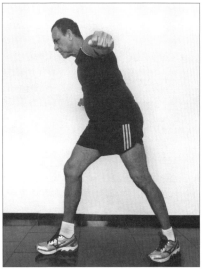

Em pé, abdução do braço flexionado

- *Principais grupos musculares envolvidos*: grande dorsal, redondo, trapézio (superior e médio), romboide (maior e menor).
- *Posição inicial*: em pé; pé esquerdo à frente, com joelho esquerdo semiflexionado; pé direito atrás, com joelho direito estendido; abdome e glúteos levemente contraídos; em posição confortável; tronco ligeiramente flexionado à frente.
- *Descrição do movimento*: mãos unidas à frente do corpo, braços semiflexionados; realizar abdução dos braços, flexionando os cotovelos a 90°; voltar à posição inicial.
- *Materiais possíveis*: halteres.

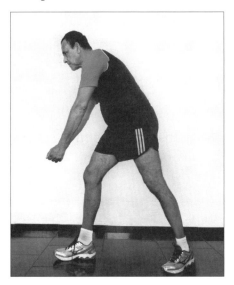
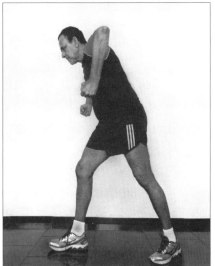

Flexão dos ombros

- *Principais grupos musculares envolvidos*: grande dorsal, redondo, trapézio (superior e médio), romboide (maior e menor).
- *Posição inicial*: em pé; pé esquerdo à frente, com joelho esquerdo semiflexionado; pé direito atrás, com joelho direito estendido; abdome e glúteos levemente contraídos; em posição confortável; tronco ligeiramente flexionado à frente.
- *Descrição do movimento*: braços ao lado do corpo, semiflexionados; realizar flexão dos ombros e elevação posterior dos braços; voltar à posição inicial.
- *Materiais possíveis*: halteres.

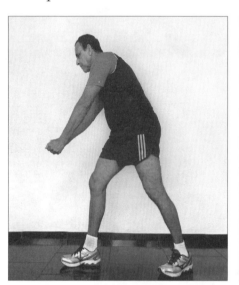
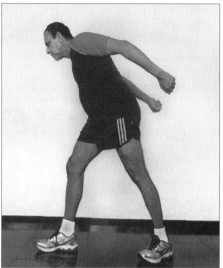

Flexão de ombro com braço flexionado

- *Principais grupos musculares envolvidos*: grande dorsal, redondo, trapézio (superior e médio), romboide (maior e menor).
- *Posição inicial*: em pé; pé esquerdo à frente, com joelho esquerdo semiflexionado; pé direito atrás, com joelho direito estendido; abdome e glúteos levemente contraídos; em posição confortável; tronco ligeiramente flexionado à frente.
- *Descrição do movimento*: braços ao lado do corpo, semiflexionados; realizar flexão dos ombros e elevação posterior dos braços, com os cotovelos flexionados a 90°; voltar à posição inicial.
- *Materiais possíveis*: halteres e bastão.

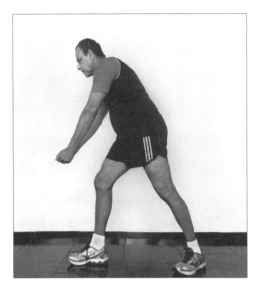 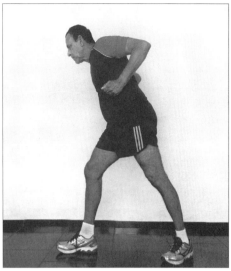

Atenção! Lembre-se de que os membros superiores são menos utilizados no dia a dia pelo idoso que os membros inferiores (usados para suportar o peso do corpo e para deslocamentos). Assim, os membros superiores perdem força mais rapidamente com o envelhecimento. Dessa forma, o idoso, na maioria das vezes, sente maior dificuldade nos exercícios de membros superiores. É muito importante respeitar as individualidades e aumentar progressivamente a intensidade dos exercícios.

Muitos exercícios de força de membros superiores podem ser combinados formando um exercício de quatro tempos; por exemplo: pode-se unir exercícios de um mesmo grupo muscular objetivando um trabalho mais intenso (*deltoide* ou *bíceps braquial*). É possível, também, combinar exercícios de grupos musculares diferentes, dividindo o trabalho entre os grupos, tornando-o menos intenso (*bíceps braquial, deltoide e tríceps* ou *peitoral e tríceps*).

Combinado para músculo deltoide

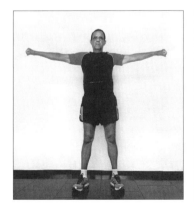 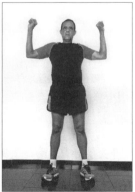 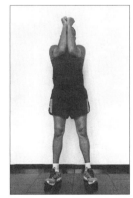 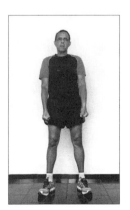

Combinado para músculo bíceps braquial

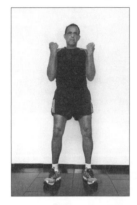
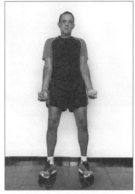
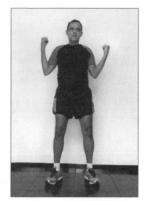
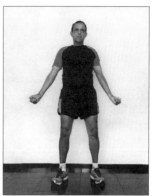

Combinado para bíceps braquial, deltoide e tríceps

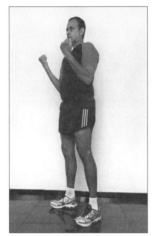
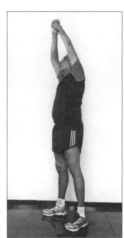
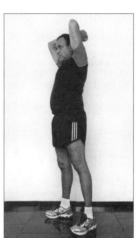
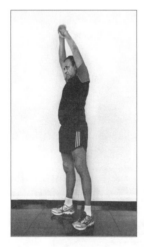
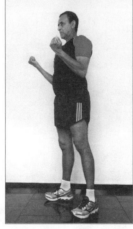
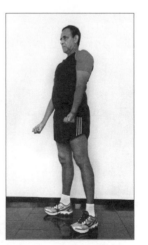

Combinado para peitoral e tríceps

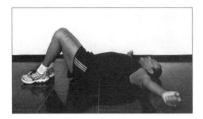
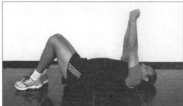
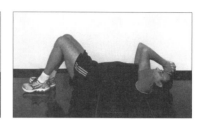
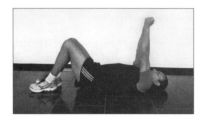
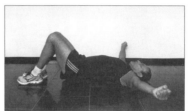

2.5.4.2 Força muscular de abdome

Flexão lateral do tronco

- *Principais grupos musculares envolvidos*: quadrado lombar e oblíquos.
- *Posição inicial*: em pé, pés paralelos, joelhos relaxados, abdome e glúteos levemente contraídos, em posição confortável.
- *Descrição do movimento*: flexão lateral do tronco à esquerda, retornar ao centro; flexão lateral do tronco à direita; retornar ao centro.
- *Materiais possíveis*: halteres e bastão nos ombros.

Observação: o movimento descrito deve ser executado lentamente; deve ser evitado por idosos com problemas de coluna.

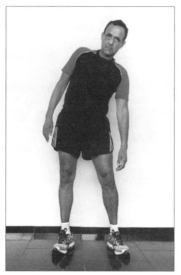
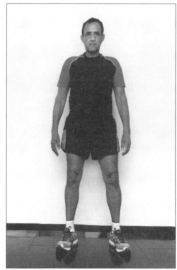

Deitado, flexão de tronco

- *Principais grupos musculares envolvidos*: reto abdominal.
- *Posição inicial*: deitado em decúbito dorsal no colchonete, pernas flexionadas e pés apoiados no chão.
- *Descrição do movimento*: mãos apoiadas na nuca; realizar pequena flexão da coluna, tirando cabeça e ombro do chão, aproximando tórax e pelve.

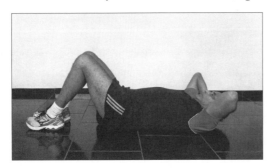 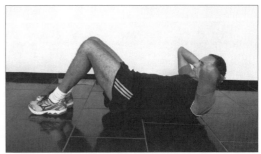

Flexão lateral do tronco com perna

- *Principais grupos musculares envolvidos*: oblíquos.
- *Posição inicial*: deitado em decúbito dorsal no colchonete, pernas flexionadas, pé esquerdo apoiado no chão, perna direita elevada e flexionada.
- *Descrição do movimento*: realizar rotação de tronco e elevação oblíqua à frente, aproximando cotovelo esquerdo de joelho direito. Repetir no lado oposto.

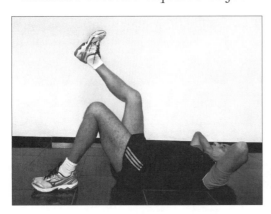 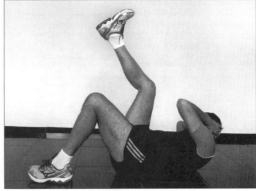

Flexão lateral do tronco

- *Principais grupos musculares envolvidos*: oblíquos.
- *Posição inicial*: deitado em decúbito dorsal no colchonete, pernas flexionadas, pés apoiados no chão.

- *Descrição do movimento*: realizar rotação de tronco, elevação oblíqua à frente, alternando direita e esquerda.

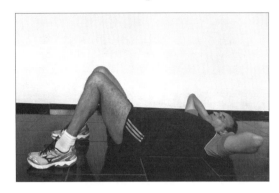 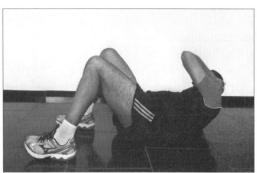

Elevação de quadril
- *Principais grupos musculares envolvidos*: reto e oblíquos.
- *Posição inicial*: deitado em decúbito dorsal no colchonete.
- *Descrição do movimento*: apoiar as mãos no chão, embaixo dos quadris; elevar verticalmente as pernas, que devem estar semiflexionadas. Afastar os quadris das mãos; voltar à posição inicial.

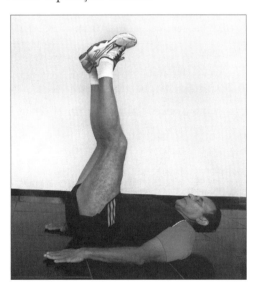 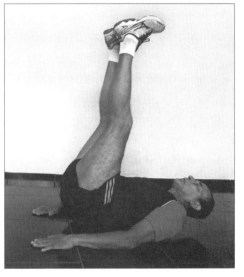

Abdominal alternando pernas
- *Principais grupos musculares envolvidos*: reto e oblíquos.
- *Posição inicial*: deitado em decúbito dorsal no colchonete.

- *Descrição do movimento*: apoiar as mãos no chão, embaixo dos quadris; elevar verticalmente as pernas, que devem estar semiflexionadas. Descer pernas em direção ao chão, alternadamente.

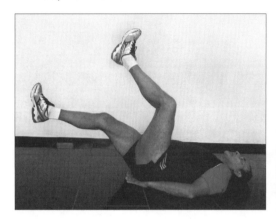 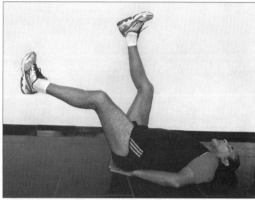

Observação: todos os exercícios executados no colchonete podem ser feitos com o idoso na cadeira. Para o trabalho da musculatura abdominal, nesse caso, é necessária a consciência corporal para uma contração voluntária da musculatura.

Atenção! Muitos idosos deixam de se deitar no chão por preconceito e por subestimarem suas condições. Fazer um trabalho educativo, ensinando qual a forma correta de se deitar e de levantar do chão, pode ser importante. Caso seja mesmo impossível, pode-se utilizar movimentos em cadeiras e outras adaptações.

2.5.4.3 Força muscular de membros inferiores e glúteos

Observação: os bastões poderão ser utilizados como apoio, para facilitar os movimentos. Caneleiras poderão ser utilizadas como incremento de sobrecargas.

Deitado, elevação de quadril

- *Principais grupos musculares envolvidos*: glúteo maior, bíceps femoral e músculos do períneo.
- *Posição inicial*: deitado em decúbito dorsal no colchonete, pernas flexionadas e pés apoiados no chão.
- *Descrição do movimento*: elevar os quadris, desencostando glúteos do chão; voltar à posição inicial.

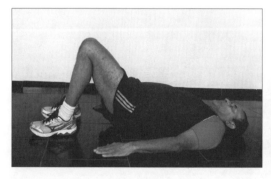 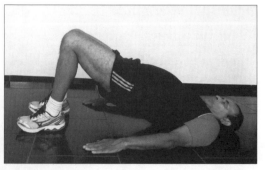

Deitado, pressionar bola entre as pernas

- *Principais grupos musculares envolvidos*: glúteo maior, bíceps femoral e músculos do períneo.
- *Posição inicial*: deitado em decúbito dorsal no colchonete, pernas flexionadas e pés apoiados no chão.
- *Descrição do movimento*: manter quadris elevados, desencostando glúteos do chão; colocar uma bola entre os joelhos e pressioná-la.
- *Material possível*: bola.

Observação: para os idosos com maiores dificuldades, esse exercício pode ser executado com os glúteos encostados no chão.

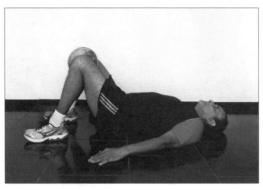

Em seis apoios, estender a perna

- *Principais grupos musculares envolvidos*: glúteo maior.
- *Posição inicial*: em seis apoios (mãos, cotovelos e joelhos), no colchonete.
- *Descrição do movimento*: realizar extensão do quadril, elevando uma das pernas estendida; voltar à posição inicial. Repetir com a outra perna.
- *Material possível*: caneleira.

Observação: a maioria dos idosos que procuram um programa de atividade física tem entre 60 e 70 anos; muitas vezes, exercícios em quatro apoios são seguros e eficientes; no entanto, os mesmos movimentos podem ser executados em pé com apoio de um bastão, cadeira ou parede.

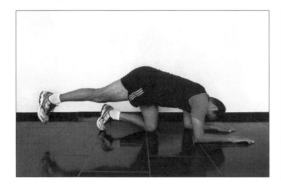 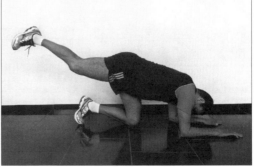

Em pé, extensão de quadril
- *Principais grupos musculares envolvidos*: glúteo maior.
- *Posição inicial*: em pé, mãos apoiadas em um local fixo.
- *Descrição do movimento*: realizar extensão do quadril, elevando uma das pernas estendida; voltar à posição inicial. Repetir com a outra perna.
- *Materiais possíveis*: caneleira; pode-se usar um bastão como apoio.

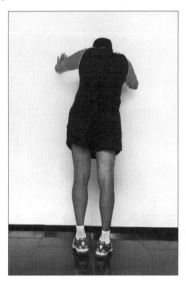
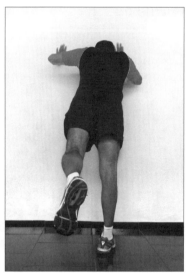

Em seis apoios, perna flexionada, realizar extensão do quadril
- *Principais grupos musculares envolvidos*: glúteo maior.
- *Posição inicial*: em seis apoios (mãos, cotovelos e joelhos), no colchonete.
- *Descrição do movimento*: realizar extensão do quadril, elevando uma das pernas, que deve estar flexionada a 90°; voltar à posição inicial. Repetir com a outra perna.
- *Material possível*: caneleira.

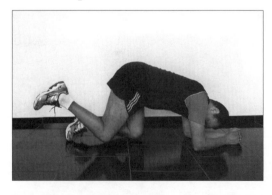
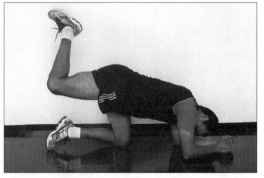

Em pé, flexão de joelho
- *Principais grupos musculares envolvidos*: glúteo maior.
- *Posição inicial*: em pé, mãos apoiadas em um local fixo, tronco ligeiramente flexionado.

- *Descrição do movimento*: realizar extensão do quadril, elevando uma das pernas, que deve estar flexionada a 90°; voltar à posição inicial. Repetir com a outra perna.
- *Materiais possíveis*: caneleira; pode-se usar um bastão como apoio.

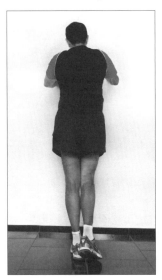
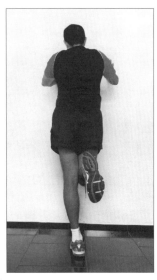

Em decúbito lateral, estender a perna

- *Principais grupos musculares envolvidos*: glúteo (mínimo e médio), sartório, tensor da fáscia lata.
- *Posição inicial*: deitado em decúbito lateral, perna de baixo ligeiramente flexionada.
- *Descrição do movimento*: com a perna estendida, fazer pequena abdução do quadril; voltar à posição inicial.
- *Material possível*: caneleira.

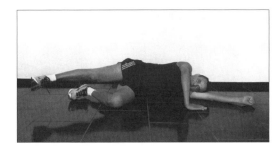
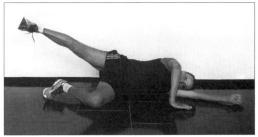

Em pé, abdução da perna estendida

- *Principais grupos musculares envolvidos*: glúteo (mínimo e médio), sartório, tensor da fáscia lata.
- *Posição inicial*: em pé, apoiado em um local fixo, de lado para este.
- *Descrição do movimento*: com a perna estendida, fazer pequena abdução do quadril; voltar à posição inicial.

- *Materiais possíveis*: caneleira; pode-se usar um bastão ou uma cadeira como apoio.

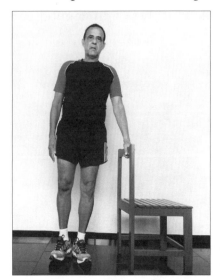
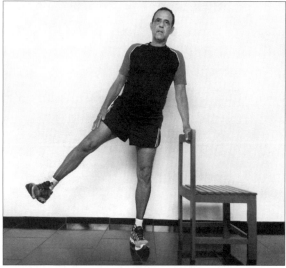

Deitado, abdução da perna estendida

- *Principais grupos musculares envolvidos*: glúteo (mínimo e médio), sartório, tensor da fáscia lata.
- *Posição inicial*: deitado em decúbito lateral; perna de baixo ligeiramente flexionada.
- *Descrição do movimento*: com a perna de cima flexionada em 90°, assim como o quadril, realizar abdução deste; voltar à posição inicial.
- *Material possível*: caneleira.

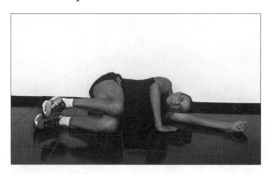
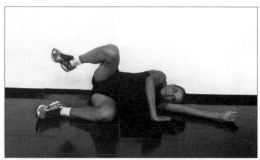

Em pé, extensão de quadril com perna flexionada

- *Principais grupos musculares envolvidos*: glúteo (mínimo e médio), sartório, tensor da fáscia lata.
- *Posição inicial*: em pé, mãos apoiadas em um local fixo, tronco ligeiramente flexionado.
- *Descrição do movimento*: com a perna flexionada em 90°, assim como o quadril, realizar abdução deste; voltar à posição inicial.
- *Materiais possíveis*: caneleira; pode-se usar um bastão como apoio.

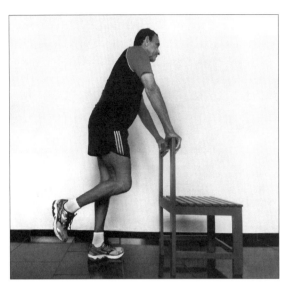 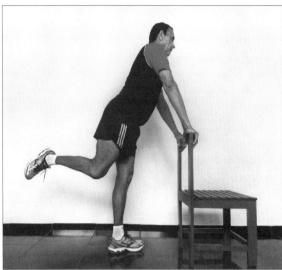

Deitado em decúbito lateral, circundução da perna de cima

- *Principais grupos musculares envolvidos*: glúteo (mínimo e médio), sartório, tensor da fáscia lata.
- *Posição inicial*: deitado em decúbito lateral no colchonete, perna de baixo ligeiramente flexionada.
- *Descrição do movimento*: com a perna estendida, fazer pequena circundução da articulação coxofemoral; voltar à posição inicial.

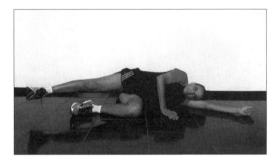

Deitado em decúbito lateral, adução da perna

- *Principais grupos musculares envolvidos*: pectíneo, adutor (magno, curto e longo) grácil.
- *Posição inicial*: deitado em decúbito lateral, pé direito apoiado no chão, perna direita flexionada.

- *Descrição do movimento*: realizar adução do quadril com a perna esquerda estendida. Repetir com a outra perna.
- *Material possível*: caneleira.

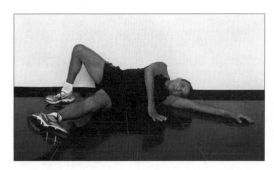
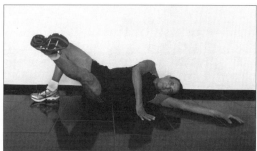

Deitado em decúbito lateral, adução da perna cruzada

- *Principais grupos musculares envolvidos*: pectíneo, adutor (magno, curto e longo), grácil.
- *Posição inicial*: deitado em decúbito lateral, apoiar o pé direito no chão, perna direita flexionada; cruzá-la por cima da perna esquerda.
- *Descrição do movimento*: realizar adução do quadril com a perna esquerda estendida. Repetir com a outra perna.
- *Material possível*: caneleira.

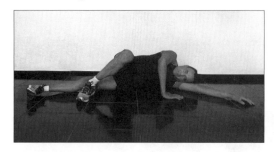
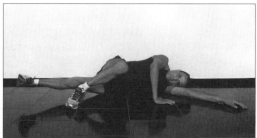

Deitado em decúbito lateral, circundução da perna de baixo

- *Principais grupos musculares envolvidos*: pectíneo, adutor (magno, curto e longo), grácil.
- *Posição inicial*: deitado em decúbito lateral, pé direito apoiado no chão, perna direita flexionada.
- *Descrição do movimento*: realizar adução do quadril com a perna esquerda estendida, fazendo uma pequena circundução. Repetir com a outra perna.

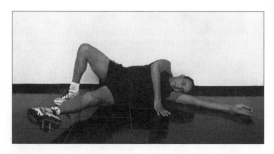

Pressão de bola com os joelhos

- *Principais grupos musculares envolvidos*: pectíneo, adutor (magno, curto e longo), grácil.
- *Posição inicial*: deitado em decúbito dorsal, pernas flexionadas, pés apoiados no chão.
- *Descrição do movimento*: colocar uma bola entre as pernas e pressioná-la.
- *Material possível*: bola.

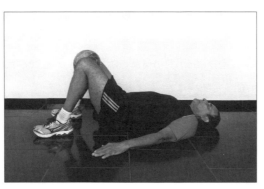

Agachamento com cadeira

- *Principais grupos musculares envolvidos*: quadríceps (reto femoral, vasto lateral, vasto intermédio, vasto medial).
- *Posição inicial*: em pé, pernas afastadas na distância dos ombros, pés paralelos.
- *Descrição do movimento*: segurar no encosto de uma cadeira ou em um bastão; fazer um pequeno agachamento, levando os quadris para trás, e realizar a quase extensão dos joelhos.
- *Materiais possíveis*: para maior sobrecarga, pode-se executar o exercício com halter ou bastão nos ombros.

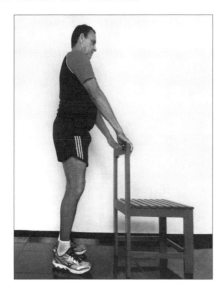 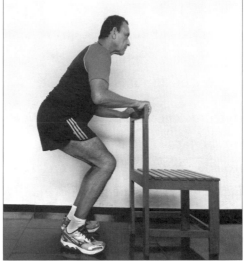

Agachamento com cadeira, com as pernas afastadas

- *Principais grupos musculares envolvidos*: quadríceps (reto femoral, vasto lateral, vasto intermédio, vasto medial).
- *Posição inicial*: em pé, pernas abduzidas, com joelhos e pés virados para fora.
- *Descrição do movimento*: segurar no encosto de uma cadeira ou em um bastão; fazer um pequeno agachamento, levando os quadris para baixo, e realizar a quase extensão dos joelhos.
- *Materiais possíveis*: para maior sobrecarga, pode-se executar o exercício com halter ou bastão nos ombros.

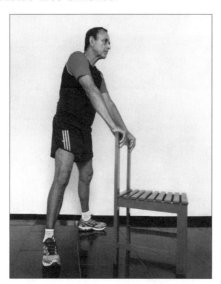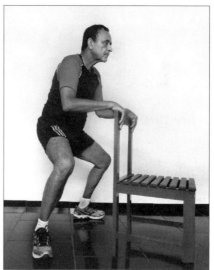

Observação: em turmas mais bem treinadas, pode-se realizar os agachamentos com insistências quando as pernas estiverem flexionadas. Pode-se, também, manter a flexão dos joelhos e realizar a abdução dos pés ou, ainda, ficar nas pontas dos pés. Pode-se ainda realizar o movimento em dois tempos, em quatro tempos ou em quantos desejar, além de fazer a flexão mais lenta que a extensão ou vice-versa. Todos essas opções tornam o exercício mais intenso e proporcionam variações para ele.

Agachamento com uma perna à frente e a outra atrás

- *Principais grupos musculares envolvidos*: quadríceps (reto femoral, vasto lateral, vasto intermédio, vasto medial).
- *Posição inicial*: em pé, pernas afastadas, uma à frente e outra atrás (afastamento anteroposterior).
- *Descrição do movimento*: segurar no encosto de uma cadeira ou em um bastão; fazer um pequeno agachamento e realizar extensão do joelho.

- *Materiais possíveis*: para maior sobrecarga, pode-se executar o exercício com halteres nos ombros.

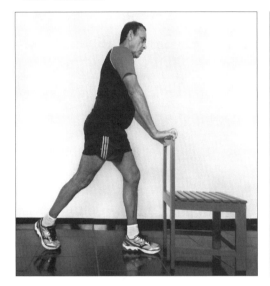
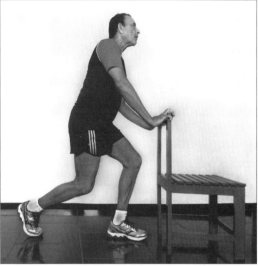

Sentado, extensão de joelho

- *Principais grupos musculares envolvidos*: quadríceps (reto femoral, vasto lateral, vasto intermédio, vasto medial).
- *Posição inicial*: sentado em uma cadeira.
- *Descrição do movimento*: realizar extensão e flexão do joelho, unilateralmente. Repetir com a outra perna.
- *Materiais possíveis*: cadeira e caneleira.

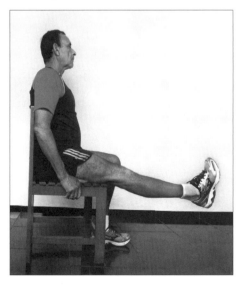
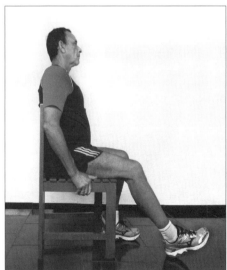

Deitado, extensão de joelho

- *Principais grupos musculares envolvidos*: quadríceps (reto femoral, vasto lateral, vasto intermédio, vasto medial).
- *Posição inicial*: deitado em decúbito dorsal, pernas flexionadas, pés apoiados no chão, joelhos unidos, lado a lado.
- *Descrição do movimento*: com os joelhos unidos, estender a perna esquerda para cima e flexioná-la, encostando o pé no chão. Repetir com a outra perna.
- *Material possível*: caneleira.

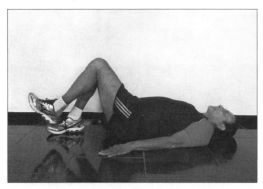 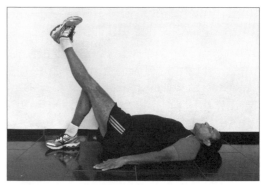

Em pé, extensão de joelho

- *Principais grupos musculares envolvidos*: quadríceps (reto femoral, vasto lateral, vasto intermédio, vasto medial) e psoasilíaco.
- *Posição inicial*: em pé, com pé direito apoiado no chão, mão apoiada em um local fixo, flexão do quadril e do joelho da perna esquerda.
- *Descrição do movimento*: realizar flexão e extensão da perna direita. Repetir com a perna esquerda.
- *Materiais possíveis*: caneleira; pode-se usar um bastão como apoio.

Observação: este exercício não deve ser executado com frequência, pois prioriza o psoasilíaco, que, quando encurtado, é responsável pela hiperlordose.

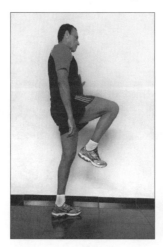 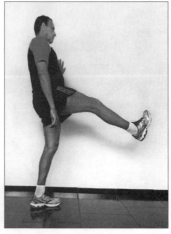

Em pé, extensão do quadril com flexão da perna

- *Principais grupos musculares envolvidos*: psoasilíaco.
- *Posição inicial*: em pé, pé direito apoiado no chão, mão apoiada em um local fixo, peso do corpo em uma das pernas.
- *Descrição do movimento*: realizar flexão e extensão do quadril, flexionando a perna direita na subida e a estendendo na descida. Repetir com a perna esquerda.
- *Materiais possíveis*: caneleira; pode-se usar um bastão como apoio.

Observação: este exercício não deve ser executado com frequência, pois prioriza o psoasilíaco, que, quando encurtado, é responsável pela hiperlordose.

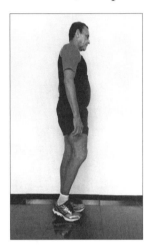
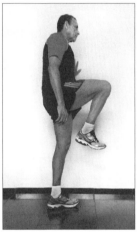

Em pé, flexão de joelho

- *Principais grupos musculares envolvidos*: isquiotibiais mediais (semitendinosos e semimembranáceos), isquiotibiais laterais (bíceps femoral), grácil.
- *Posição inicial*: em pé, pernas semiflexionadas, mãos apoiadas em uma superfície estável.
- *Descrição do movimento*: com os joelhos unidos, realizar flexão do joelho direito, em direção ao glúteo, e estendê-lo, até encostar o pé no chão. Repetir com a outra perna.
- *Materiais possíveis*: caneleira; pode-se usar um bastão como apoio.

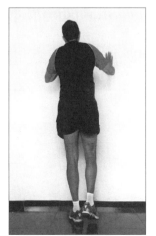
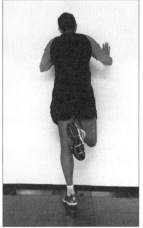

Em pé, flexão plantar

- *Principais grupos musculares envolvidos*: tibial posterior, fibular (longo e curto), sóleo, gastrocnêmio e plantar.
- *Posição inicial*: em pé, com as mãos apoiadas em uma superfície estável.
- *Descrição do movimento*: com os joelhos semiflexionados, ficar nas pontas dos pés, realizando uma flexão plantar; voltar à posição inicial.
- *Materiais possíveis*: pode-se usar um bastão como apoio, caneleiras nos tornozelos ou halteres nas mãos.

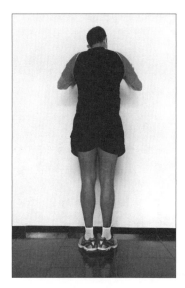
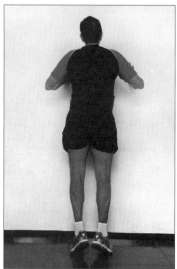

Em pé, flexão plantar alternada

- *Principais grupos musculares envolvidos*: tibial posterior, fibular (longo e curto), sóleo, gastrocnêmio e plantar.
- *Posição inicial*: em pé, mãos apoiadas em uma superfície estável.
- *Descrição do movimento*: com os joelhos semiflexionados, ficar nas pontas dos pés, alternadamente, realizando uma flexão plantar.
- *Materiais possíveis*: pode-se usar um bastão como apoio, caneleiras nos tornozelos ou halteres nas mãos.

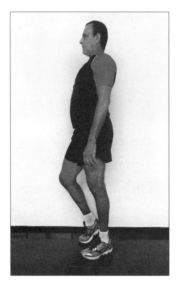 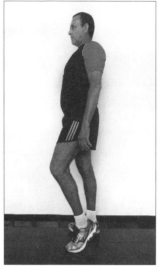

Extensão plantar

- *Principais grupos musculares envolvidos*: tibial (anterior e posterior), fibular (longo e curto), sóleo, gastrocnêmio, plantar.
- *Posição inicial*: em pé, mãos apoiadas em uma superfície estável.
- *Descrição do movimento*: com os joelhos semiflexionados, ficar nas pontas dos pés, realizando uma flexão plantar; voltar à posição inicial. Tirar as pontas dos pés do chão, apoiando-se nos calcanhares, fazendo uma extensão plantar; voltar à posição inicial.
- *Materiais possíveis*: pode-se usar um bastão como apoio, caneleiras nos tornozelos ou halteres nas mãos.

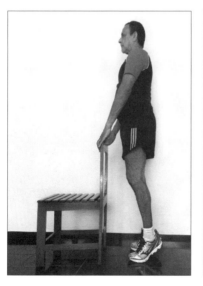 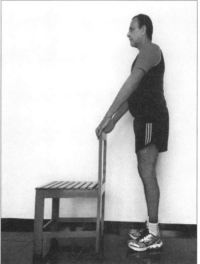

2.5.5 Capacidades coordenativas: equilíbrio, agilidade e ritmo

Equilíbrio, com perna flexionada à frente
- *Objetivo principal*: equilíbrio.
- *Posição inicial*: em pé, em posição anatômica, com os joelhos semiflexionados.
- *Descrição do movimento*: apoiar o peso do corpo sobre o pé esquerdo e realizar flexão do quadril direito, com o joelho também flexionado. Abduzir os braços a 90° e manter essa posição por até 30 segundos. Voltar à posição inicial e repetir o exercício com apoio no pé direito.

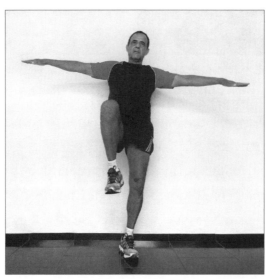

- *Variação 1*: com braços ao lado do corpo.

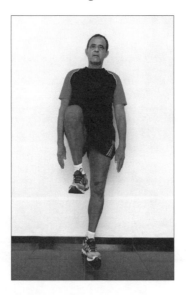

- *Variação 2*: com os olhos fechados.

Equilíbrio, com extensão de quadril

- *Objetivo principal*: equilíbrio.
- *Posição inicial*: em pé, em posição anatômica, com os joelhos semiflexionados.
- *Descrição do movimento*: apoiar o peso do corpo sobre o pé esquerdo; realizar extensão de quadril com a perna esquerda estendida, com inclinação anterior do tronco. Abduzir os braços para os lados e manter essa posição por até 30 segundos. Voltar à posição inicial e repetir o exercício com apoio no pé direito.

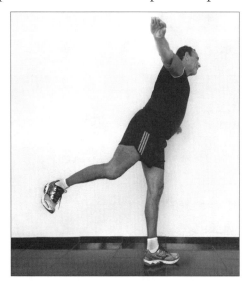

- *Variação 1*: com flexão dos ombros, braços ao lado da cabeça.

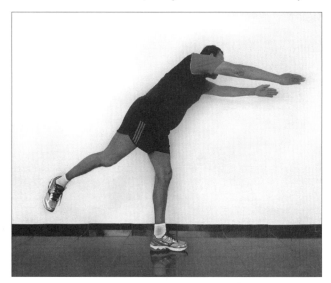

- *Variação 2*: com os braços aduzidos ao lado do tronco.

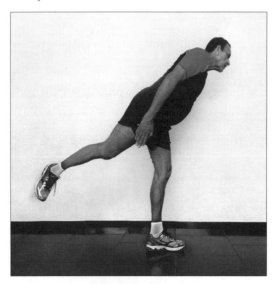

- *Variação 3*: com os olhos fechados.

Equilíbrio, com perna em abdução
- *Objetivo principal*: equilíbrio.
- *Posição inicial*: em pé, em posição anatômica, com os joelhos semiflexionados.
- *Descrição do movimento*: apoiar o peso do corpo sobre o pé esquerdo; realizar abdução da perna direita estendida. Abduzir os braços para os lados e manter essa posição por até 30 segundos. Voltar à posição inicial e repetir o exercício com apoio no pé direito.

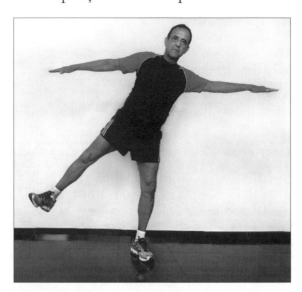

- *Variação 1*: com os braços aduzidos.

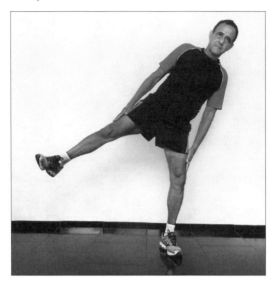

- *Variação 2*: com os olhos fechados.

Equilíbrio, com perna em flexão

- *Objetivo principal*: equilíbrio.
- *Posição inicial*: em pé, em posição anatômica, com os joelhos semiflexionados.
- *Descrição do movimento*: apoiar o peso do corpo sobre o pé esquerdo e flexionar o joelho da perna direita. Manter essa posição por até 30 segundos. Voltar à posição inicial e repetir o exercício com apoio no pé direito.

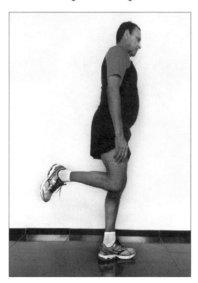

- *Variação 1*: na ponta do pé.

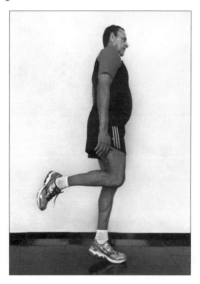

- *Variação 2*: com os olhos fechados.

Equilíbrio, nas pontas dos pés

- *Objetivo principal*: equilíbrio.
- *Posição inicial*: em pé, em posição anatômica, com os joelhos semiflexionados.
- *Descrição do movimento*: apoiar o peso do corpo sobre as pontas dos pés. Manter essa posição por até 30 segundos.

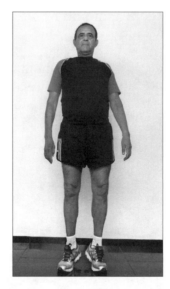

- *Variação 1*: com as pernas afastadas.

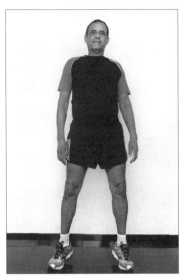

- *Variação 2*: com afastamento anteroposterior das pernas.

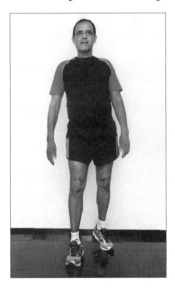

- *Variação 3*: variação 2, com os olhos fechados.

Atividade com materiais diversos

- *Objetivo principal*: coordenação, agilidade e deslocamento.
- *Posição inicial*: posição anatômica.
- *Preparação material*: colocar no chão, em linha reta, vários *steps*, bastões e arcos sucessivamente a um metro de distância.

- *Descrição do movimento*: passar por cima dos *steps* e dos bastões; colocar os dois pés dentro de cada arco. Repetir o exercício, diminuindo a distância entre os obstáculos.

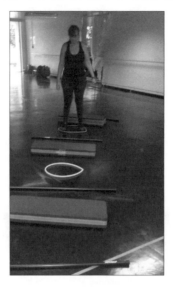

- *Variação*: colocar os *steps*, bastões e arcos no chão, formando um zigue-zague.

Atividade com arcos

- *Objetivo principal*: coordenação, agilidade e deslocamento.
- *Posição inicial*: posição anatômica.
- *Preparação material*: colocar vários arcos sucessivamente no chão, em diagonal, da direita para a esquerda, a 80 centímetros de distância entre si.
- *Descrição do movimento*: caminhar, colocando os dois pés dentro de cada arco.

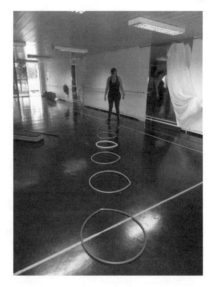

- *Variação*: caminhar, colocando apenas um pé dentro de cada arco.

Atividade em cadeiras

- *Objetivo principal*: coordenação, agilidade e deslocamento.
- *Posição inicial*: sentados nas cadeiras.
- *Preparação material*: cadeiras dispostas em círculo, a, aproximadamente, 1 metro de distância entre elas.
- *Descrição do movimento*: cada participante recebe nomes de frutas (3 ou 4 diferentes); um participante fica no centro do círculo, sem cadeira, e diz o nome de uma fruta; aqueles que representam essa fruta devem trocar rapidamente de cadeira. O participante que ficar sem cadeira recomeça no centro do círculo.

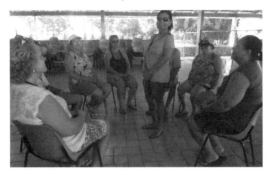

Atividade com bola em círculo

- *Objetivo principal*: coordenação e agilidade.
- *Posição inicial*: todos em pé, formando um círculo, voltados para o centro.
- *Descrição do movimento*: com duas bolas no círculo, passá-las para o colega ao lado com as duas mãos; ao sinal do professor, inverter o sentido do passe da bola.
- *Variação*: realizar o passe apenas com a mão direita e, depois, com a mão esquerda.

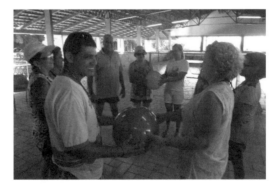

Atividade em coluna

- *Objetivo principal*: coordenação e agilidade.
- *Posição inicial*: todos em pé, formando duas colunas (estafeta).

- *Descrição do movimento*: o exercício deve iniciar-se no final de cada coluna; passar uma bola com as duas mãos para o colega da frente por cima da cabeça e, ao chegar ao primeiro da fila, passar para o colega de trás por entre as pernas.

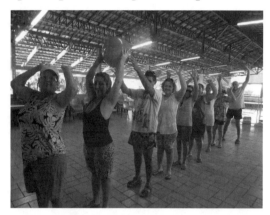

- *Variação*: passar a bola pela lateral do corpo (lembrar aos participantes que não devem realizar a rotação do tronco com os dois pés fixos no chão: o movimento deverá ser acompanhado pelo giro do pé contrário ao lado para o qual se direciona a bola).

Controle de respiração

- *Objetivo principal*: coordenação e agilidade.
- *Posição inicial*: posição anatômica.
- *Descrição do movimento*: cada participante com uma bola; jogá-la para o alto e segurá-la novamente.

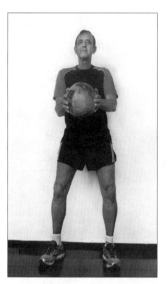 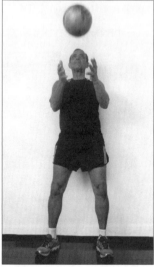

- *Variação*: jogar a bola e bater palmas uma, duas, três vezes.

Atividade em duplas um em frente ao outro
- *Objetivo principal*: coordenação e agilidade.
- *Posição inicial*: posição anatômica, em duplas, um de frente para o outro.
- *Descrição do movimento*: cada participante com uma bola; um colega joga para o outro, simultaneamente.

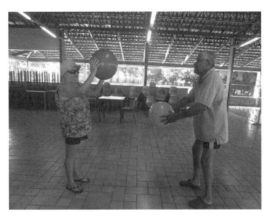

Atividade em duplas um atrás do outro
- *Objetivo principal*: coordenação e agilidade.
- *Posição inicial*: posição anatômica, em duplas, um atrás do outro.
- *Descrição do movimento*: o colega de trás joga uma bola para o alto, sobre a cabeça do colega da frente, que deverá tentar segurá-la.

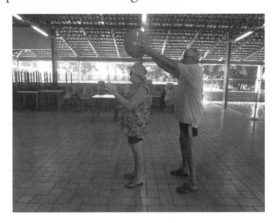

- *Variação*: utilizar diferentes materiais (propriocepção), alternando materiais leves e pesados, que proporcionam maior ou menor velocidade no tempo de reação.

Atividade em duplas quicando a bola
- *Objetivo principal*: coordenação e agilidade.
- *Posição inicial*: posição anatômica, em duplas, um de frente para o outro.

- *Descrição do movimento*: uma bola para cada dupla; jogar a bola com as duas mãos, fazendo-a quicar em direção ao colega.

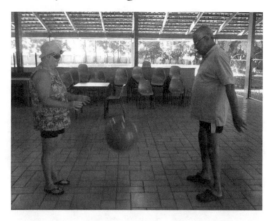

- *Variação 1*: jogar a bola com a mão direita e, depois, com a esquerda.
- *Variação 2*: um colega joga uma bola para o outro, simultaneamente, fazendo-a quicar.

2.5.6 Relaxamento

Controle de respiração

- *Posição inicial*: deitado em decúbito dorsal no colchonete.
- *Descrição do movimento*: colocar as mãos sobre a parte inferior da caixa torácica, sentir a movimentação de toda a musculatura envolvida na respiração. Contrair a musculatura abdominal na expiração e relaxar, inspirando pelo nariz. Realizar três inspirações e três expirações, de forma lenta e profunda.

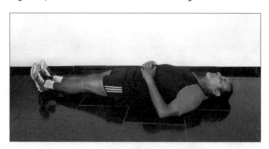

- *Variação 1*: colocar as mãos na parte lateral ou na parte anterossuperior da caixa torácica.
- *Variação 2*: sentado em uma cadeira, mantendo ombros e coluna alinhados.

Alongamento de todo o corpo

- *Posição inicial*: deitado em decúbito dorsal no colchonete.
- *Descrição do movimento*: sem alterar o ritmo da respiração, fechar os olhos, contrair e relaxar cada parte do corpo sucessivamente, conforme sugerido pelo professor (pés, pernas, glúteos, musculatura abdominal, ombros, braços e mãos).
- *Variação*: em seguida, estender braços e pernas, realizando uma contração de todo o corpo, seguida de relaxamento geral.

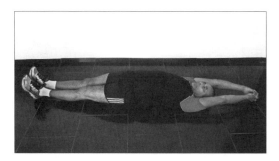

Massageando lombar

- *Posição inicial*: deitado em decúbito dorsal no colchonete.
- *Descrição do movimento*: abraçar os joelhos e balancear o corpo massageando a região das costas no chão.
- *Variação*: sentado sem alterar o ritmo da respiração, fechar os olhos e iniciar uma automassagem com as pontas dos dedos nas regiões do corpo sugeridas pelo professor (pés, pernas, glúteos, musculatura abdominal, ombros, braços e mãos).

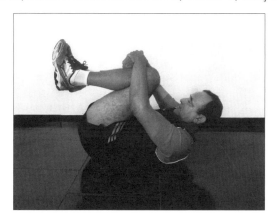

- *Posição inicial*: em pé, pés paralelos e pernas ligeiramente afastadas, com os joelhos semiflexionados.
- *Descrição do movimento*: estender os braços elevando na altura do ombro, realizando uma inspiração profunda. Abaixar os braços, fazendo uma flexão anterior do tronco (soltar o peso do corpo), e expirar profundamente.

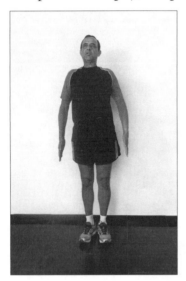
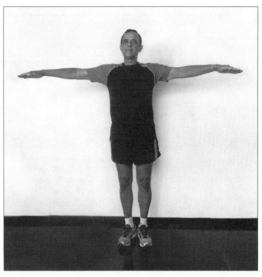

3 INFLUÊNCIA DO PROGRAMA DE ATIVIDADE FÍSICA NAS CAPACIDADES FÍSICAS E NO AUTOCONCEITO DOS IDOSOS

Este capítulo apresentará uma pesquisa científica que demonstra quais foram as influências do programa de atividade física descrito neste livro em 130 idosos, durante um ano de participação.

A melhora nas capacidades físicas é fundamental, já que isso poderá fazer a diferença na funcionalidade nas atividades diárias do idoso, melhorar e prorrogar sua independência e, consequentemente, sua qualidade de vida.

Todavia, quando se considera o indivíduo como um todo, não se pode deixar de verificar quais as influências no comportamento psicossocial dos idosos com a prática deste programa. Existem diversas avaliações psicossociais; uma delas é a avaliação do *autoconceito*.

Autoconceito é a percepção que o indivíduo tem de si mesmo. É um processo psicológico e uma das variáveis de personalidade que mais influenciam no comportamento (Branden, 2000; Villa Sánchez e Escribano, 1999; Bee, 1996; Mendonça, 1989; Ribeiro, 1988; Bechara, 1986; Tamayo, 1981; Davidoff, 1983). O idoso com baixo autoconceito se considera de forma negativa, evitando exposição social e tem uma relação negativa consigo mesmo. Ele evita novas experiências, pois tem medo do fracasso e não se considera capaz de realizá-las. Dessa forma, é fundamental que toda pessoa tenha um autoconceito positivo, mas, no caso do idoso, um autoconceito negativo é ainda mais complicado, uma vez que, em nossa sociedade, a desvalorização e o preconceito pelo envelhecimento são bastante recorrentes.

Sendo considerado de singular importância para a psicologia social e no processo educativo, o autoconceito tem merecido a atenção dos diferentes profissionais preocupados com a saúde e o bem-estar físico-psíquico-social da população, entre eles o profissional de Educação Física. O estudo do autoconceito vem sendo disponibilizado por meio de várias publicações no contexto da Psicologia. Esse interesse tem atravessado mais de um século, mostrando um caminho para o conhecimento do psiquismo humano; diversas áreas, como Psicologia e Educação, estão direcionando seus estudos para o conhecimento de aspectos desse fenômeno. Embora tal ênfase seja identificada em áreas específicas, ainda parece existir certa escassez de pesquisas que analisem a relação entre a prática da atividade física e as alterações no estado psicológico do idoso.

Segundo Okuma (1999), a alteração do autoconceito é visível com a prática da atividade física na terceira idade; no entanto, faltam pesquisas científicas dessa natureza. Um exemplo disso é o fato de que em um levantamento realizado em outubro de 2008 nas bases de dados disponibilizadas na Biblioteca Virtual de Saúde, que inclui bancos como Lilacs, Medline, Biblioteca Cochrane, SciELO, além de periódicos especializados na área da Saúde e informações disponibilizadas em órgãos internacionais como Pan American Health Organization (PAHO) e Organização Mundial de Saúde (OMS), foram encontrados 92 periódicos sobre autoconceito, sendo 82 artigos e 10 teses (apenas 3 delas são relacionadas com o idoso). Dessas três pesquisas encontradas, a primeira se trata de uma pesquisa qualitativa direcionada para o estudo da identidade social do idoso (Gonçalves, 1999); a segunda referência encontrada também se trata de uma pesquisa qualitativa, que busca conhecer as percepções de mudanças de vida relativas ao envelhecimento e à participação na Universidade da Terceira Idade (Erbolato, 1996); e a terceira objetivou o estudo da autoestima de mulheres idosas (Maia, 2006). Pode-se notar que as três referências bibliográficas encontradas estudam aspectos que podem influenciar o autoconceito do idoso, mas não objetivam o estudo do autoconceito do idoso especificamente. Assim, pode-se afirmar que a escassez de literatura citada por Okuma (1999) ainda existe.

Buscando minimizar essas lacunas, o objetivo desta pesquisa foi verificar o comportamento do autoconceito e das capacidades físicas e suas correlações em idosos depressivos e não depressivos de ambos os gêneros, antes, ao longo e depois da participação em um programa de exercícios físicos sistematizados e controlados, com duração de um ano.

Para a análise das alterações psicológicas, foram mensurados o autoconceito e sua multifatoriedade (segurança pessoal, autocontrole, atitude social, receptividade social, fator ético-moral e percepção da aparência física). Para o estudo das alterações físicas, foram pesquisadas as capacidades físicas (força, flexibilidade, resistência aeróbia e equilíbrio).

Assim, foi realizado um estudo longitudinal com características de uma pesquisa descritiva do tipo correlacional (Thomas e Nelson, 2002), com o objetivo de explorar as relações existentes entre as variáveis físicas e psicológicas.

3.1 Programa de Revitalização de Idosos

O *Programa de Revitalização de Idosos*, no âmbito no qual foi realizado este estudo, é uma iniciativa do Departamento de Fisioterapia da Universidade Federal de São Carlos

(UFSCar), por meio de um convênio com a Universidade Aberta da Terceira Idade de São Carlos (UATI) e com a Fundação Educacional de São Carlos (FESC). Este programa de atividade física foi divulgado em jornais e em rede de televisão local.

Foram pré-inscritos no programa 230 indivíduos, com idades entre 50 e 85 anos (média de 61,43 ± 9,36). Uma vez que são considerados idosos apenas os indivíduos com 60 anos ou mais, as pessoas com idades entre 50 e 60 anos foram atendidas em outros programas. Os critérios de inclusão consideraram: exame médico recente; não existência de patologias musculoesqueléticas ou orgânicas que impedissem a execução de atividades físicas; e disponibilidade pessoal. Os critérios de exclusão estão apresentados no Quadro 3.1.

As pessoas que apresentaram características relativas a fatores limitantes foram aceitas no programa, recebendo atenção durante as intervenções. Indivíduos com contraindicações relativas foram avaliados por médicos e fisioterapeutas, para que fossem incluídos ou excluídos do grupo de pesquisa. Os idosos com contraindicações relativas que foram excluídos por não apresentarem condições físicas necessárias para a participação do programa de atividade física e todos os idosos com contraindicações absolutas foram encaminhados para tratamento com fisioterapeutas da USE (Unidade de Saúde e Escola, da UFSCar). Para a participação nesta pesquisa, foram considerados os idosos que participaram de, pelo menos, 75% do programa de atividade física. Todos os participantes assinaram um Termo de Consentimento Livre e Esclarecido e o estudo foi aprovado pelo Comitê de Ética da Universidade Federal de São Carlos.

QUADRO 3.1 - CRITÉRIOS DE EXCLUSÃO

Contraindicações absolutas	Contraindicações relativas	Contraindicações / limitações
Infecções e inflamações agudas	Doenças vasculares compensadas	Incapacidades psicofísicas
Insuficiência grave: hepática, cardíaca, respiratória, renal	Extrassístole ventricular	Cardiopatias
Estenose coronária grave	Bloqueio do ramo esquerdo	Incapacidades graves da visão e da audição
Angina de peito aos mínimos esforços	Existência de *pacemaker* cardíaco	Organomegalias
Infarto recente do miocárdio	Varizes graves com história de tromboflebites	Hérnias do hiato e abdominais
Bloqueio auriculoventricular grave	Ingestão de medicamentos (digitálicos, betabloqueadores)	Alterações musculoesqueléticas que dificultam a atividade física
Síndrome de Wolff-Parkinson--White	Alterações neuromusculares	———
Aneurisma ventricular ou aórtico	Artrite, artrose deformável	———
Embolia pulmonar ou sistêmica recente	Isquemia cerebral transitória recente	———

Continua

Continuação

Contraindicações absolutas	Contraindicações relativas	Contraindicações / limitações
Cor pulmonale crônico	Antecedentes de traumatismos cranianos	———
Hipertensão arterial não controlada	Cirurgia na cabeça ou coluna vertebral	———
Doenças infecciosas crônicas	Obesidade excessiva	———
Doenças que alterem o equilíbrio	Osteoporose	———
Doenças metabólicas não controladas	———	———
Processos tumorais malignos	———	———

3.1.1 Contraindicações e limitações para participação no programa de atividade física

Dos 230 indivíduos inscritos no Programa de Revitalização de Idosos no município de São Carlos, 52 foram excluídos do grupo de pesquisa porque apresentaram alterações descritas no Quadro 3.1, com contraindicações absolutas e relativas; esses indivíduos foram reavaliados e considerados impossibilitados da prática da atividade física segura. Outras 51 pessoas foram excluídas por não estarem na faixa etária denominada *idoso*, ou seja, idade igual ou superior a 60 anos. E, finalmente, 12 pessoas foram excluídas por não responderem, em nenhum momento do estudo, os questionários da Escala Fatorial de Autoconceito (EFA, item 3.2.1.1). Dessa forma, 130 pessoas, com idades entre 60 e 88 anos (média de 65,59 e ± 8,26), participaram do programa; a maioria (87 pessoas) tinha idades entre 60 e 69 anos. Eram 31 os indivíduos com idades entre 70 e 79 anos (23,48%) e a minoria dos pesquisados (12 pessoas) tinha idades entre 80 e 89 anos. A maioria dos 130 participantes era do sexo feminino (82,3%).

A depressão no idoso é um quadro bastante complicado, pois aumenta a morbidade e a mortalidade. Assim, verificar como se comportam idosos depressivos e não depressivos ao participar do programa de atividade física é fundamental. É preciso lembrar-se de que, muitas vezes, o diagnóstico de depressão é questionado; então, para confirmar que os idosos foram divididos corretamente nos grupos *depressivo* (D) e *não depressivo* (ND), dois procedimentos foram realizados.

Em primeiro lugar, com a anamnese aplicada antes do início do programa, foram identificados os idosos que tiveram diagnóstico médico de depressão. Em segundo lugar, na primeira medição do autoconceito, feita antes do início do programa de atividade física, os participantes responderam a Escala de Depressão de Idosos (Fiatarone e Nelson, 1996 apud Matsudo, 2000), apresentada no Quadro 3.2, que tem como objetivo identificar o estado depressivo de idosos. O intuito da utilização dessa avaliação foi identificar a diferença estatística entre os grupos e a presença do estado depressivo, validando, assim, a divisão dos grupos.

QUADRO 3.2 - ESCALA DE DEPRESSÃO DE IDOSOS

	Sim	Não
1. Você está satisfeito(a) com sua vida?		
2. Você tem deixado muitos de seus interesses e suas atividades de lado?		
3. Você sente que sua vida está vazia?		
4. Sente-se frequentemente aborrecido(a)?		
5. Você está cheio(a) de esperança em relação ao futuro?		
6. Sente-se aborrecido(a) com pensamentos que não consegue tirar da cabeça?		
7. Você está animado(a) na maior parte do tempo?		
8. Você teme que alguma coisa ruim lhe aconteça?		
9. Você se sente feliz na maior parte do tempo?		
10. Você se sente desamparado(a) na maior parte do tempo?		
11. Você frequentemente fica inquieto(a) e nervoso(a)?		
12. Você prefere ficar em casa em vez de sair e fazer coisas novas?		
13. Você se preocupa frequentemente em relação ao futuro?		
14. Você sente que tem mais problemas com a memória que os outros?		
15. Você acha que é maravilhoso estar vivo(a) agora?		
16. Você frequentemente se sente deprimido(a) ou melancólico(a)?		
17. Você se sente inútil do jeito que está agora?		
18. Você se preocupa bastante com o passado?		
19. Você acha a vida bem excitante?		
20. É difícil para você se envolver com novos projetos?		
21. Você se sente cheio(a) de energia?		
22. Você sente que a situação não tem esperança?		
23. Acha que a maioria das pessoas é melhor do que você?		
24. Você fica perturbado(a) com coisas pequenas?		
25. Você frequentemente sente vontade de chorar?		
26. Você tem problemas para se concentrar?		
27. Você gosta de se levantar pela manhã?		
28. Você prefere evitar reuniões sociais?		
29. É fácil para você tomar decisões?		
30. Sua mente está tão clara como costumava ser?		

Fonte: adaptado de Fiatarone e Nelson (1996 apud Matsudo, 2000).

Essa avaliação considera o número de pontos negativos e, quanto maior for, maior será o estado depressivo; os participantes podem atingir um máximo de 30 pontos, já que esse instrumento conta com 30 questões.

Assim, a divisão dos grupos em indivíduos idosos depressivos e não depressivos foi realizada por meio da escala em questão e pela presença de diagnóstico médico. A aplicação do questionário foi feita seguindo os seguintes passos: os idosos inscritos no programa foram reunidos em uma sala com pouco estímulo visual e auditivo; a seguir, foi explicado que as respostas deveriam ser individuais e os entrevistados deveriam escolher entre as alternativas *Sim* ou *Não*. Também foi solicitado que não comentassem suas respostas com os companheiros durante sua execução, escolhessem a resposta mais próxima à sua realidade e respondessem utilizando como base sentimentos atuais.

Os idosos considerados pelo teste como depressivos apresentavam diagnóstico médico de depressão. Já que o diagnóstico médico pode ser questionado (Brown et al., 1995; Fleck et al., 2003; Garrard et al., 1998; Samuels et al., 2004; Trentini et al., 2005; Ballone, 2006), com o objetivo de validar os grupos com base no diagnóstico da depressão, foi utilizada a regressão logística (Hosmer Jr. e Lemeshow, 1989), considerando o laudo médico e os resultados obtidos na Escala de Depressão de Idosos.

A análise da Escala de Depressão de Idosos é feita considerando os pontos negativos (Fiatarone e Nelson, 1996 apud Matsudo, 2000) e, para sua análise, foi utilizado o teste *t*. Nessa análise, realiza-se um teste de hipótese, em que a hipótese nula (H_0) refere que as duas amostras são da mesma população, contra a hipótese alternativa (H_1), em que as amostras são de populações diferentes. A estatística de interesse resultante do teste *t* pareado é o p-valor. Com nível de significância de 5% (α), se o p-valor for menor que 0,05, H_0 é rejeitado, ou seja, aceita-se que as duas amostras provêm de populações diferentes. Se o p-valor for maior que 0,05, aceita-se H_0, ou seja, aceita-se que as duas amostras provêm da mesma população.

A *regressão logística* é um modelo de regressão linear paramétrico utilizado quando se deseja averiguar a relação entre a variável dependente (diagnóstico médico) e uma ou mais variáveis independentes, quantitativas ou qualitativas (Escala de Depressão de Idosos), no caso da variável *resposta* ser dicotômica, isto é, admitir apenas dois resultados. Há dois principais usos da regressão logística: predizer a condição de indivíduos de um determinado grupo e conhecer a relação e a força entre a variável resposta e as covariáveis. O modelo é utilizado para descrever uma probabilidade, que, em termos epidemiológicos, é o risco de um indivíduo adquirir uma doença, nesse caso, a depressão.

O grupo com características depressivas e com diagnóstico de depressão foi constituído por 43 indivíduos, 32,58% do total. O grupo não depressivo foi composto por 87 indivíduos, 67,42% dos participantes. Para melhor análise dos dados, os grupos foram redistribuídos em depressivo feminino, depressivo masculino, não depressivo feminino e não depressivo masculino.

Por meio da regressão logística, buscou-se validar o parecer médico sobre o estado de depressão ou não depressão dos 130 participantes deste estudo. Nesse caso, a variável *resposta* será o parecer do médico e a variável *dependente* será a pontuação adquirida no questionário de avaliação de depressão.

Para a análise dos resultados, vale ressaltar que a função associada ao modelo de regressão logística varia entre 0 (variável não aceita) e 1 (variável correspondente à realidade do pesquisado), sendo essa uma das razões para sua utilização, pois vem ao encontro das opções de resposta na Escala de Depressão de Idosos, que correspondem a *Não* (variável não aceita) e *Sim* (variável correspondente à realidade do pesquisado).

O modelo ajustado para este estudo, em que $\hat{\pi}$ é a probabilidade estimada do indivíduo apresentar ou não depressão, é a seguinte fórmula:

$$\hat{\pi} = \frac{\exp(-6,3737 + 0,6043 \text{ pontuação})}{1+\exp(-6,3737 + 0,6043 \text{ pontuação})}$$

Assim, quando se pretende saber se um dos participantes desta pesquisa é ou não depressivo, basta colocar sua pontuação na fórmula acima.

A curva ROC para o modelo ajustado apresenta o ponto da curva, que maximiza a especificidade e sensibilidade em 0,955. Assim, para cada indivíduo, calcula-se o modelo ajustado e classifica-se tal indivíduo como depressivo se a resposta for maior que 0,955; caso contrário, como não depressivo.

Outra informação importante conferida pela regressão logística é a razão de chance, que mede o aumento da probabilidade do indivíduo ter ou não depressão, conforme o aumento de um ponto na variável pontuação. Para avaliação do modelo sugerido a seguinte matriz de confusão é construída:

TABELA 3.1 - MATRIZ DE CONFUSÃO: PREVISÃO DO MODELO

Real	ND	D	Total
ND	87 (98,88%)	1 (1,12%)	88
D	20 (48,84%)	22 (51,16%)	42
Total	107	23	130

Dessa forma, nota-se que o modelo prevê a situação de 120 indivíduos corretamente, sendo uma taxa de acerto total de 83,33%. Além disso, tem medidas de desempenho adequadas, sendo a sensibilidade igual a 51,16% e a especificidade de 99,88%. Então, pode-se afirmar que o diagnóstico médico foi confirmado com base nos escores obtidos na Escala de Depressão de Idosos, validando, assim, a divisão realizada entre os grupos neste estudo.

Além de validar os grupos estudados, pôde-se estabelecer um ponto de corte para a Escala de Depressão de Idosos de Fiatarone e Nelson (1996 apud Matsudo, 2000), para ser utilizado em outros trabalhos. Esse ponto é determinado por meio do ponto que maximiza a sensibilidade e minimiza a especificidade na curva ROC, que é de 0,90. Dada a escala de pontuação de cada indivíduo, calcula-se a probabilidade $\hat{\pi}$ de cada um deles ser diagnosticado como depressivo. Assim, indivíduos que têm probabilidade igual ou maior que 0,90 são classificados pelo modelo de regressão logística como depressivos.

Assumindo uma atitude rigorosa, considerando que apenas os indivíduos com probabilidade maior ou igual a 0,95 devem ser diagnosticados como depressivos, vê-se que a pontuação da escala tem o valor de 15,6, sendo discretizado para 16. Em próximos estudos que usarem a Escala de Depressão de Idosos, os indivíduos que adquirirem pontuação de 16 ou maior poderão ser considerados depressivos.

Conclui-se, então, que a divisão dos sujeitos deste estudo nos grupos depressivos e não depressivos foi validada por meio da regressão logística, comprovando que o diagnóstico médico, no caso dos idosos envolvidos neste estudo, identifica realmente quais são os idosos depressivos.

3.2 Avaliando a influência do programa de atividade física

As avaliações foram realizadas em quatro momentos, durante um ano: a primeira foi realizada antes do início do programa de atividade física; a segunda, após 10 semanas de atividade; a terceira, após 21 semanas de atividade física; a última, após 23 sessões, ou seja, após um ano de seu início.

A avaliação das capacidades físicas foi feita em dias diferentes do autoconceito, mas na mesma semana, para que não se tornasse um processo demasiadamente cansativo para os participantes. As avaliações do autoconceito foram realizadas sempre antes das avaliações das capacidades físicas, para que estas não influenciassem nas respostas dadas pelos idosos.

3.2.1 Avaliação psicossocial: autoconceito

A avaliação do autoconceito foi realizada utilizando a Escala Fatorial do Autoconceito (EFA), de Alvaro Tamayo (1981). A EFA foi elaborada por meio da utilização da metodologia específica da psicometria e baseada na técnica do diferenciador semântico, feita por C. E. Osgood, em 1957, que, segundo Tamayo (1981), são instrumentos solidamente estabelecidos na psicologia.

As bases teóricas para a criação da EFA foram analisadas pelo autor desde 1970 e incluem autores clássicos da psicologia e do estudo do autoconceito (Allport, 1943, 1956, 1961; Gordon, 1968; James, 1910; L'Écuyer, 1978; Mead, 1963; Sarbin, 1952; Staines, 1954; Sorokin, 1947; Ziller, 1973).

Para a construção dos itens Tamayo (1981) utilizou dois objetivos básicos. O primeiro foi o de criar itens que descrevessem o autoconceito dentro das suas dimensões (somático, pessoal, social e o ético-moral); e o segundo objetivo foi o de construir itens claros, precisos e de fácil compreensão. Os itens foram construídos com base em um levantamento feito com 322 sujeitos, dos quais 144 eram homens e 187 mulheres, chegando a um total de 111 adjetivos relacionados à dimensão corporal, pessoal, social e ético-moral. Para a análise dos itens, foi utilizada uma amostra de 540 sujeitos, sendo 179 homens e 357 mulheres, com sujeitos de todas as regiões do Brasil. Por meio da análise fatorial, foram eliminados 32 itens, restando 79 itens que foram aplicados a uma amostra de 893 sujeitos adultos. Após nova análise fatorial, resultou a EFA, utilizada neste estudo.

A EFA tem validade fatorial, é validada na população brasileira e é composta de uma série de atributos bipolares, colocados nos extremos de uma escala de 7 pontos. Esses atributos são adjetivos, utilizados para a descrição própria do pesquisado; por exemplo: de um lado da escala, tem-se o adjetivo *inseguro* e, do outro lado, após uma escala de 7 números, o adjetivo *decidido*. Os coeficientes α da EFA são todos superiores a 0,80, variando de 0,81 a 0,91. Esse instrumento permite avaliar quatro dimensões do autoconceito: o *self* somático, o *self* pessoal, o *self* social e o *self* ético-moral.

O *self somático* é a soma de dois fatores: do *corpo real*, que é a aparência e o estado físico desse corpo (anatomofisiológico), e do *corpo vivido*, que representa a maneira pela qual a pessoa irá organizar e valorizar seus aspectos corporais dentro do contexto social em que vive.

As características psicológicas que o indivíduo se atribui e como ele se percebe como pessoa é no que consiste a estrutura do *self pessoal*, que é dividido em duas subestruturas: uma formada pelas percepções e pelos sentimentos de permanência e de confiança em si mesmo, e outra, que compreende as percepções da maneira como o indivíduo disciplina a sua atividade, as suas relações e a sua interação com o mundo.

A interação do indivíduo na sociedade, a maneira pela qual se relaciona com os outros, a necessidade de complementaridade de si com o outro e o desejo de receber o reconhecimento das pessoas que o cercam são a estrutura do *self social*. O *self social* também é dividido em duas subestruturas: a primeira diz respeito à receptividade social e é formada pelas percepções da predisposição social do indivíduo, da sua capacidade pessoal de comunicação; a segunda relaciona-se com a atitude social que compreende as percepções e as reações que o indivíduo utiliza no seu relacionamento com os outros e com a sociedade em geral.

O *self ético-moral* está baseado nas crenças sobre o que é bom e o que é mau; é formado pelas autoavaliações do indivíduo e pelas percepções sociais provenientes dos outros, que o indivíduo incorpora.

A seguir, apresenta-se a EFA.

3.2.1.1 Escala Fatorial do Autoconceito, segundo Tamayo (1981)

No momento da avaliação, devem ser apresentadas as seguintes informações:

- Cada ser humano tem algo de original. Assim, cada um tem uma percepção diferente de si mesmo.
- Trata-se de um questionário destinado a verificar a percepção que o idoso tem de *si mesmo*. Nas páginas seguintes, será apresentada uma série de atributos bipolares, colocados nos extremos de uma escala de 7 pontos, que o idoso deverá empregar para *se descrever*.
- Utiliza-se como exemplo a primeira linha do Quadro 3.3, que apresenta os seguintes adjetivos: *inseguro* e *decidido*. Os números da escala significam o seguinte:

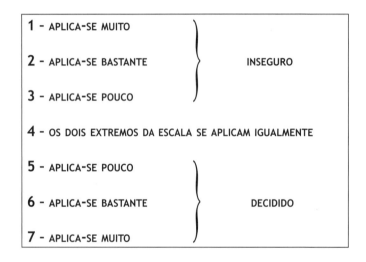

O indivíduo avaliado deve fazer um círculo em torno do número que expressa melhor a percepção que ele tem de si mesmo.

Informe ao idoso que ele deve dar apenas uma resposta para cada atributo, além de responder sinceramente, mas sem pensar demais. A primeira resposta que vem à cabeça é sempre a melhor. Pensar na questão demasiadamente permite que o pesquisado tenha tempo de avaliar o conceito que tem de si próprio e optar por não apresentá-lo, por considerar que ele não seja propício.

Oriente que o indivíduo não passe para a página seguinte antes de terminar a que tenha começado, nem que consulte as páginas já respondidas.

Garanta que as respostas ficarão em sigilo.

Quadro 3.3 - Adjetivos relativos ao SELF PESSOAL*

Inseguro(a)	1	2	3	4	5	6	7	Decidido(a)
Vacilante	1	2	3	4	5	6	7	Forte
Indeciso(a)	1	2	3	4	5	6	7	Decidido(a)
Complexado(a)	1	2	3	4	5	6	7	Seguro(a)
Frágil	1	2	3	4	5	6	7	Forte
Instável	1	2	3	4	5	6	7	Estável
Frustrado(a)	1	2	3	4	5	6	7	Realizado(a)
Dominado(a)	1	2	3	4	5	6	7	Dominante
Covarde	1	2	3	4	5	6	7	Corajoso(a)
Volúvel	1	2	3	4	5	6	7	Estável
Medroso(a)	1	2	3	4	5	6	7	Aventureiro(a)
Tenso(a)	1	2	3	4	5	6	7	Descontraído(a)
Inconstante	1	2	3	4	5	6	7	Constante
Preocupado(a)	1	2	3	4	5	6	7	Tranquilo(a)
Descontrolado(a)	1	2	3	4	5	6	7	Controlado(a)
Passivo(a)	1	2	3	4	5	6	7	Ativo(a)

*Análise da segurança pessoal e da confiança em si mesmo.

Quadro 3.4 - Adjetivos que buscam a compreensão do SELF SOMÁTICO*

Desgracioso(a)	1	2	3	4	5	6	7	Esbelto(a)
Deselegante	1	2	3	4	5	6	7	Elegante
Deforme	1	2	3	4	5	6	7	*Sexy*
Desarrumado(a)	1	2	3	4	5	6	7	Arrumado(a)
Descuidado(a)	1	2	3	4	5	6	7	Alinhado(a)
Feio(a)	1	2	3	4	5	6	7	Lindo(a)
Escasso(a)	1	2	3	4	5	6	7	Exuberante
Repelente	1	2	3	4	5	6	7	Atraente
Frio(a)	1	2	3	4	5	6	7	Sensual
Detestado(a)	1	2	3	4	5	6	7	Amado(a)
Antipático(a)	1	2	3	4	5	6	7	Simpático(a)
Indesejado(a)	1	2	3	4	5	6	7	Desejado(a)
Desagradável	1	2	3	4	5	6	7	Agradável

*Diz respeito aos aspectos físicos, ou seja, à aparência física.

Quadro 3.5 - Análise do SELF PESSOAL direcionado para o autocontrole

Anárquico(a)	1	2	3	4	5	6	7	Organizado(a)
Deslocado(a)	1	2	3	4	5	6	7	Ligado(a)
Desorganizado(a)	1	2	3	4	5	6	7	Organizado(a)
Distraído(a)	1	2	3	4	5	6	7	Atento(a)
Desordenado(a)	1	2	3	4	5	6	7	Sistemático(a)
Desatento(a)	1	2	3	4	5	6	7	Atento(a)

Continua

Continuação

Descuidado(a)	1	2	3	4	5	6	7	Cuidadoso(a)
Indisciplinado(a)	1	2	3	4	5	6	7	Disciplinado(a)
Irresponsável	1	2	3	4	5	6	7	Responsável
Preguiçoso(a)	1	2	3	4	5	6	7	Trabalhador(a)
Imprudente	1	2	3	4	5	6	7	Prudente
Esquecido(a)	1	2	3	4	5	6	7	Lembrado(a)
Desinteressado(a)	1	2	3	4	5	6	7	Interessado(a)
Instável	1	2	3	4	5	6	7	Estável
Vacilante	1	2	3	4	5	6	7	Firme
Inconstante	1	2	3	4	5	6	7	Constante
Desajeitado(a)	1	2	3	4	5	6	7	Habilidoso(a)

QUADRO 3.6 - ADJETIVOS RELATIVOS AO *SELF* SOCIAL*

Briguento(a)	1	2	3	4	5	6	7	Pacífico(a)
Agressivo(a)	1	2	3	4	5	6	7	Gentil
Impaciente	1	2	3	4	5	6	7	Paciente
Bravo(a)	1	2	3	4	5	6	7	Manso(a)
Nervoso(a)	1	2	3	4	5	6	7	Calmo(a)
Brusco(a)	1	2	3	4	5	6	7	Delicado(a)
Rebelde	1	2	3	4	5	6	7	Dócil
Vingativo(a)	1	2	3	4	5	6	7	Pacífico(a)
Intolerante	1	2	3	4	5	6	7	Tolerante
Extremista	1	2	3	4	5	6	7	Moderado(a)
Preocupado(a)	1	2	3	4	5	6	7	Tranquilo(a)
Descontrolado(a)	1	2	3	4	5	6	7	Controlado(a)

*Avalia "a atitude do sujeito com respeito aos outros e aos valores dos outros, a autopercepção sobre a sua maneira geral de interagir com os outros".

QUADRO 3.7 - FATORES QUE DETERMINAM O *SELF* ÉTICO-MORAL DO INDIVÍDUO

Desleal	1	2	3	4	5	6	7	Leal
Desonesto(a)	1	2	3	4	5	6	7	Honesto(a)
Traidor(a)	1	2	3	4	5	6	7	Fiel
Mentiroso(a)	1	2	3	4	5	6	7	Sincero(a)
Falso(a)	1	2	3	4	5	6	7	Franco(a)
Imprudente	1	2	3	4	5	6	7	Prudente
Injusto(a)	1	2	3	4	5	6	7	Justo(a)
Inautêntico(a)	1	2	3	4	5	6	7	Autêntico(a)
Irresponsável	1	2	3	4	5	6	7	Responsável
Maldoso(a)	1	2	3	4	5	6	7	Bondoso(a)
Indisciplinado(a)	1	2	3	4	5	6	7	Disciplinado(a)
Insensível	1	2	3	4	5	6	7	Sentimental
Hostil	1	2	3	4	5	6	7	Amigo(a)
Desrespeitador(a)	1	2	3	4	5	6	7	Respeitador(a)

Continua

Continuação

Desinteressado(a)	1	2	3	4	5	6	7	Interessado(a)
Descortês	1	2	3	4	5	6	7	Cortês
Detestado(a)	1	2	3	4	5	6	7	Amado(a)

3.2.2 Avaliação das capacidades físicas

Para a avaliação das capacidades físicas, foram medidas as seguintes variáveis: força muscular, flexibilidade corporal, equilíbrio e condicionamento aeróbio (VO_2máx). Todas essas medidas foram feitas por fisioterapeutas e educadores físicos, auxiliados por graduandos dessas áreas, que foram previamente treinados.

As condições de força muscular dos músculos responsáveis pelo movimento de preensão da mão (Spirduso, 2005) foram medidas por meio de dinamômetro manual, hidráulico, analógico, com escala de 0 a 220 libras, com indicador estático para facilitar a leitura. No momento da avaliação, o indivíduo foi posicionado sentado em uma cadeira, com o braço dominante apoiado em uma mesa. O pesquisado foi orientado a inspirar, e, no momento da expiração, a apertar o aparelho com a maior força possível, durante 3 segundos, repetindo o teste três vezes; somente o maior valor foi considerado. O aparelho utilizado foi um dinamômetro hidráulico de mão, que possibilita as leituras em quilogramas ou em libras.

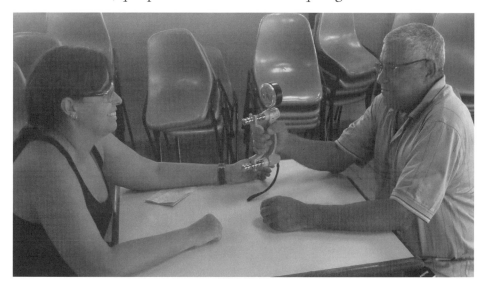

Figura 3.1 – Avaliação de força.

Para a avaliação da flexibilidade corporal utilizou-se o banco de Wells, que identifica em milímetros a flexibilidade da cadeia muscular posterior (Matsudo, 2000; Spirduso, 2005). Para isso, os indivíduos foram posicionados sentados em um colchonete no chão, com os joelhos em extensão, e orientados a deslocarem, com os dedos da mão, um marcador sobre uma superfície graduada em milímetros. O movimento foi realizado três vezes, considerando apenas a maior marcação observada no aparelho.

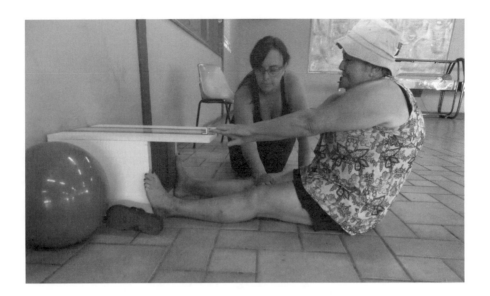

Figura 3.2 - Avaliação da flexibilidade corporal.

Para medição do equilíbrio foram aplicados dois testes: o teste de apoio unipodal, para avaliar o equilíbrio estático; e o teste de andar em velocidade máxima, para avaliar o equilíbrio dinâmico (Matsudo, 2000). No equilíbrio estático, o indivíduo posicionou-se em pé, com as mãos na cintura, e foi orientado a olhar para um ponto fixo (a uma distância de, aproximadamente, 2 metros) e flexionar o joelho de uma das pernas três vezes e, depois, repetir o movimento com a outra perna. O idoso permaneceu nessa posição até ter se desequilibrado, ou por até 30 segundos. O tempo de permanência na posição foi cronometrado e considerou-se o melhor tempo (Figura 3.3).

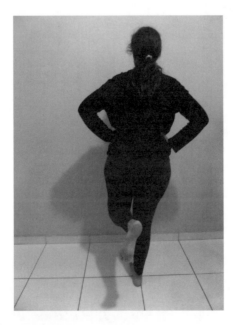

Figura 3.3 - Avaliação do equilíbrio estático.

Para a avaliação do equilíbrio dinâmico, foram feitas no chão (com fita adesiva) marcações retangulares, com largura de 33,3 centímetros e comprimento de 3,33 metros. O avaliado ficou em frente a um dos lados menores do retângulo e foi orientado a percorrer o trajeto andando (sem correr) na velocidade máxima que conseguisse. O tempo gasto no percurso foi cronometrado e foram realizadas três tentativas; foi considerada a média das três.

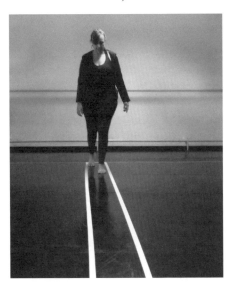

FIGURA 3.4 - AVALIAÇÃO DO EQUILÍBRIO DINÂMICO.

As condições da resposta ao esforço físico foram medidas por meio do Rockport Walking Test ou teste da milha (Rockport Walking Institute, 1986). Para essa prova, os indivíduos caminharam 1 milha (1.609 metros) de forma rápida, mas sem correr, sobre uma pista previamente demarcada. O tempo gasto foi cronometrado e, ao final, a frequência cardíaca foi medida (durante 15 segundos). Para classificar o nível de condição cardiorrespiratória, foram utilizados os gráficos de Rockport, após a utilização da seguinte equação para o cálculo do volume máximo de oxigênio:

$$VO_2\text{máx} = 132{,}6 - (0{,}17 \times PC) - (0{,}39 \times \text{Idade}) + (6{,}31 \times S) - (3{,}27 \times T) - (0{,}156 \times FC)$$

Em que: PC = peso corporal; S = sexo (masculino = 1; feminino = 0); T = tempo, em minutos; FC = frequência cardíaca.

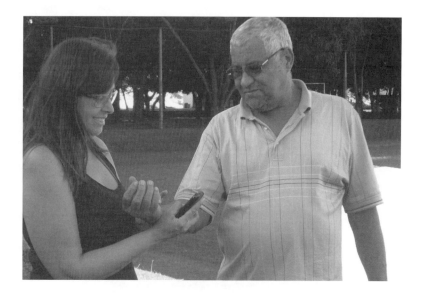

Figura 3.5 - Avaliação da resistência aeróbia ($VO_2máx$).

3.2.3 Aplicação do programa de atividade física

O programa de atividade física apresentado no Capítulo 2 foi elaborado por educadores físicos e um fisioterapeuta. Para a construção e a sistematização do programa, foram analisados os pressupostos teóricos básicos, intervenção e resultados de dois programas similares: da Universidade de Salamanca, na Espanha, e da Universidade de Cavaleiros, em Portugal. Compõe o programa uma pesquisa bibliográfica sobre as alterações físicas e psicológicas com a senescência e os princípios básicos do treinamento desportivo. O projeto resultou em um manual, que serviu como base para a intervenção. O programa teve como objetivo aprimorar as capacidades físicas dos idosos, maximizando sua independência e proporcionando melhor qualidade de vida. Na programação, buscou-se aprimorar a flexibilidade, a força muscular, a resistência cardiorrespiratória, a coordenação motora e o equilíbrio.

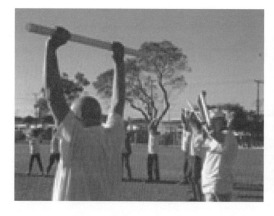
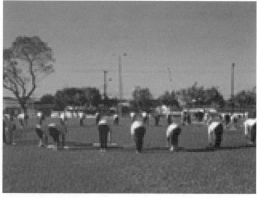

Figura 3.6 - Exemplos de atividades físicas realizadas no programa.

O programa de atividade física teve início em abril de 2005 e foi aplicado durante 10 semanas de atividades físicas, seguidas por 3 semanas de descanso, que coincidiram com as férias de julho de 2005. Após esse período, teve continuidade, com mais 21 semanas de atividade, 4 semanas de descanso e, por fim, 11 semanas de atividade. Nesse período, foram realizadas 123 aulas de atividade física, 3 vezes por semana, com duração de 50 minutos, com, pelo menos, 1 dia de intervalo entre elas. As aulas foram ministradas por educadores físicos previamente treinados, auxiliados por assistentes.

Os 130 participantes foram divididos em três grupos, para que o profissional pudesse controlar melhor a qualidade dos movimentos e, consequentemente, garantir maior segurança na execução dos exercícios. As turmas iniciaram a prática de atividade física em horários diferentes: a primeira, às 7 h; a segunda, às 7h20min; e a terceira, às 17 h. Cada turma contou com um educador físico, responsável por ministrar as atividades, e três estagiários, graduandos de Educação Física, que auxiliaram a corrigir possíveis erros de postura corporal dos idosos durante o exercício. A prática da atividade física foi realizada na Universidade Aberta da Terceira Idade de São Carlos, na quadra externa ou em sala, dependendo da temperatura ambiente, das condições do tempo e da quantidade de idosos presentes. Para os exercícios, foram utilizados halteres de 1 kg, caneleira de 1 kg, colchonetes, cadeiras e bastões sem peso.

A análise dos dados obtidos com a EFA e das capacidades físicas foi feita por meio da análise de variâncias (ANOVA), com medidas repetidas para averiguar as diferenças entre as avaliações e os subgrupos. Para apresentar o nível de significância entre as avaliações, foi utilizado o teste de Tukey, que é utilizado para comparação de médias, servindo como complemento do estudo de variância. É considerado o teste mais utilizado, por ser bastante rigoroso e de fácil aplicação (Bussab e Morettin, 2005).

A relação entre o autoconceito e as capacidades físicas estudadas foi verificada por meio da correlação de Pearson (Bussab e Morettin, 2005). Para a análise da correlação de Pearson, foi adotado o nível de significância ≤ 0,05; foram consideradas apenas as correlações altas ou muito altas. Os valores que indicam coeficiente de correlação são (Tritschler, 2003):

- *muito alta*: de 0,9 a 1;
- *alta*: de 0,7 a 0,9;
- *moderada*: de 0,5 a 0,7;
- *baixa*: de 0,3 a 0,5.

O pacote estatístico utilizado foi o Minitab, e os testes de normalidade, os de Anderson--Darling, Ryan-Joiner e Kolmogorov-Smirnov.

Em todos os testes, o nível de significância adotado foi:

- *muito significativo*: p até 0,01;
- *significativo*: p de 0,02 a 0,05;
- *significante*: p de 0,06 a 0,10.

3.3 Resultados relativos às capacidades físicas

A média dos resultados obtidos pelos 130 idosos nos fatores do autoconceito mostram que o programa de atividade física apresentado neste livro foi responsável por estabilizar as capacidades físicas dos participantes. Como mencionado anteriormente, os idosos apresentam uma diminuição das capacidades físicas, resultante das mudanças causadas pelo envelhecimento. A Tabela 3.2, a seguir, apresenta todas as médias, o desvio padrão e os níveis de significância obtidos nas avaliações físicas. A primeira avaliação foi realizada antes do início do programa; a segunda, após 4 meses de atividade física, aproximadamente; a terceira, após 8 meses; e a quarta, no final de um ano, independentemente do gênero ou do estado depressivo.

Tabela 3.2 - Médias, desvio padrão e níveis de significância do grupo total

Capacidade física	Primeira	Segunda	Terceira	Quarta	Valor de p
Força (libras)	30,83 (± 10,29)	33,04 (± 9,23)	32,27 (± 9,52)	32,44 (± 9,83)	0,501
Flexibilidade (milímetros)	239,79 (± 92,98)	255,73 (± 90,09)	256,85 (± 95,17)	254,62 (± 96,62)	0,605
Equilíbrio estático (segundos)	19,67 (± 9,70)	21,50 (± 8,20)	21,28 (± 9,14)	21,92 (± 8,99)	0,384
Equilíbrio dinâmico (segundos)	2,22 (± 0,48)	2,25 (± 0,41)	2,23 (± 0,43)	2,18 (± 0,58)	0,827
Resistência aeróbia (VO_2)	21,19 (± 9,18)	21,50 (± 9,24)	20,72 (± 9,99)	22,86 (± 9,34)	0,617

Como se pode observar, em nenhuma das capacidades físicas foram encontradas diferenças significativas. Assim, a participação do idoso no programa de atividade física de longa duração, independentemente do seu estado depressivo, não proporcionou aumento significativo dos escores, mas também não permitiu o declínio, que seria natural, com o envelhecimento.

GRÁFICO 3.1 - RESULTADOS DAS AVALIAÇÕES DAS CAPACIDADES FÍSICAS

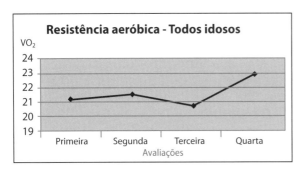
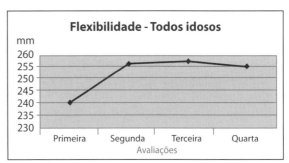
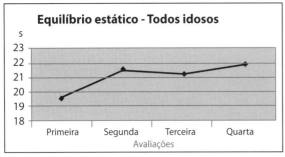
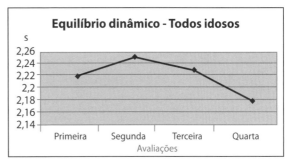

Como se pode verificar no Gráfico 3.1, os resultados da primeira avaliação, em todas as capacidades físicas, apresentam escores que representam pior *performance* do que a última avaliação de cada variável, apesar de não encontrar diferenças significativas. Inclui-se também o equilíbrio dinâmico, no qual escores menores representam maior velocidade de execução do teste e, assim, melhora da capacidade em questão. Dessa maneira, apesar da análise estatística não apresentar melhoras significativas, o Gráfico 3.1 mostra que houve melhora nos resultados das capacidades físicas; lembre-se de que essas capacidades piorariam com o envelhecimento.

3.3.1 Força muscular

TABELA 3.3 - MÉDIAS, DESVIO PADRÃO E NÍVEIS DE SIGNIFICÂNCIA DA FORÇA MUSCULAR DOS SUBGRUPOS (EM LIBRAS)

Grupo	Avaliações				Valor de p
	Primeira	Segunda	Terceira	Quarta	
Masculino depressivo (n = 4)	44,50 (± 12,66)	49,00 (± 11,58)	46,75 (± 15,13)	48,00 (± 13,37)	0,966
Feminino depressivo (n = 39)	27,77 (± 6,65)	29,70 (± 6,41)	29,77 (± 5,93)	29,47 (± 6,14)	0,566
Masculino não depressivo (n = 18)	45,75 (± 11,08)	45,42 (± 9,84)	44,75 (± 10,47)	46,42 (± 9,92)	0,983
Feminino não depressivo (n = 69)	27,20 (± 6,44)	30,17 (± 5,12)	28,87 (± 5,97)	28,84 (± 5,89)	0,175

Como se pode observar na Tabela 3.3, em nenhum dos subgrupos foram encontradas diferenças significativas no comportamento da força muscular, isto é, independentemente do gênero ou do nível de depressão, a força muscular foi estabilizada.

Diferenças significativas foram encontradas nos quatro momentos das avaliações entre homens e mulheres ($p < 0,001$). Os homens iniciaram o programa com escores de força muscular superiores aos das mulheres e permaneceram dessa forma até o final do estudo, como se pode visualizar no Gráfico 3.2, a seguir.

Gráfico 3.2 - Escores de força muscular dos subgrupos

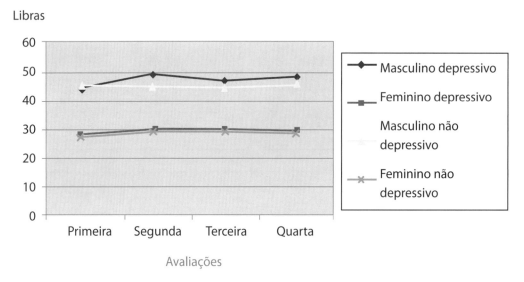

3.3.2 Flexibilidade corporal

Tabela 3.4 - Médias, desvio padrão e nível de significância da flexibilidade corporal dos subgrupos (em milímetros)

Grupo	Primeira	Segunda	Terceira	Quarta	Valor de p
Masculino depressivo (n = 4)	134,25 (± 54,63)	141,00 (± 55,14)	163,00 (± 48,97)	152,50 (± 54,45)	0,876
Feminino depressivo (n = 39)	260,63 (± 91,28)	273,07 (± 91,89)	266,63 (± 97,61)	268,33 (± 98,40)	0,967
Masculino não depressivo (n =18)	175,18 (± 44,40)	212,45 (± 54,27)	203,18 (± 62,36)	194,82 (± 51,30)	0,416
Feminino não depressivo (n = 69)	252,79 (± 94,19)	266,36 (± 89,38)	274,08 (± 95,70)	271,41 (± 97,48)	0,758

Considerando-se a flexibilidade corporal, independentemente do nível depressivo e do sexo, não foram encontradas diferenças significativas entre os escores obtidos nas quatro avaliações em um ano de prática de atividade física. Ressalta-se, mais uma vez, que o programa de atividade física proposto proporcionou modificações na flexibilidade, apesar de os valores não mostrarem uma diferença acentuada, pois evitou o declínio que acontece naturalmente com o envelhecimento.

Na primeira avaliação, isto é, antes do início da participação do programa de atividade física, as mulheres (depressivas e não depressivas) apresentavam escores superiores aos dos homens (depressivos e não depressivos) na flexibilidade corporal (p = 0,004). Na segunda avaliação, essa diferença também foi constatada, com p = 0,011. No entanto, na terceira e na quarta avaliação, se forem considerados como significativos escores com p ≥ 0,05, não foram encontradas diferenças entre os escores dos gêneros, uma vez que p = 0,055. Assim, os escores das mulheres na flexibilidade corporal foram superiores aos dos homens na primeira e segunda avaliações; os homens adquiriram maiores ganhos na variável flexibilidade do que as mulheres e a diferença significativa já não foi observada na terceira e quarta avaliações, havendo uma aproximação dos escores, como pode ser observado no Gráfico 3.3.

GRÁFICO 3.3 - ESCORES DE FLEXIBILIDADE NOS SUBGRUPOS

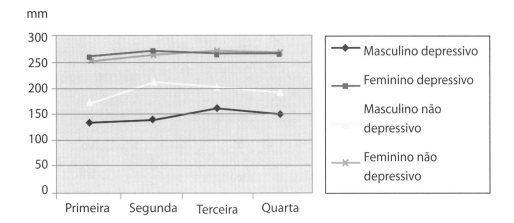

3.3.3 RESISTÊNCIA AERÓBIA

TABELA 3.5 - MÉDIAS, DESVIO PADRÃO E NÍVEIS DE SIGNIFICÂNCIA DA RESISTÊNCIA AERÓBIA DOS SUBGRUPOS (EM $VO_2MÁX$)

Grupo	Avaliação				Valor de p
	Primeira	Segunda	Terceira	Quarta	
Masculino depressivo (n = 4)	24,87 (± 2,64)	25,40 (± 2,52)	27,83 (± 3,70)	28,10 (± 4,36)	0,450
Feminino depressivo (n = 39)	18,80 (± 9,26)	17,82 (± 8,35)	18,71 (± 10,07)	19,477 (± 8,57)	0,95

Continua

Continuação

Grupo	Avaliação				Valor de p
	Primeira	Segunda	Terceira	Quarta	
Masculino não depressivo (n =18)	24,75 (± 10,57)	27,51 (± 11,92)	22,28 (± 10,20)	27,69 (± 9,36)	0,552
Feminino não depressivo (n = 69)	21,01 (± 8,77)	21,24 (± 7,86)	20,62 (± 10,31)	22,565 (± 9,55)	0,882

Da mesma forma que nas demais capacidades físicas, como se pode verificar na Tabela 3.5, na variável resistência aeróbia, não foram encontradas diferenças significativas entre os escores obtidos nas quatro avaliações em nenhum dos subgrupos.

Diferenças significativas foram encontradas entre os gêneros na segunda avaliação: os homens obtiveram escores superiores aos das mulheres (p = 0,022), como se pode verificar no Gráfico 3.4.

GRÁFICO 3.4 - ESCORES DE RESISTÊNCIA AERÓBIA DOS SUBGRUPOS

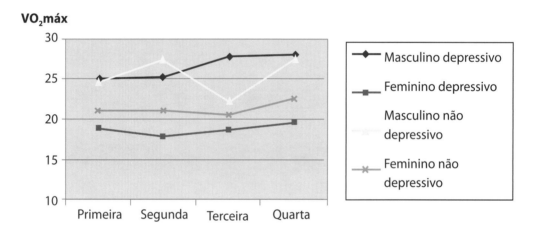

3.3.4 EQUILÍBRIO ESTÁTICO

TABELA 3.6 - MÉDIAS, DESVIO PADRÃO E NÍVEIS DE SIGNIFICÂNCIA DO EQUILÍBRIO ESTÁTICO DOS SUBGRUPOS (EM SEGUNDOS)

Grupo	Avaliação				Valor de p
	Primeira	Segunda	Terceira	Quarta	
Masculino depressivo (n = 4)	14,75 (± 10,05)	14,25 (± 8,85)	11,25 (± 11,33)	15,88 (± 10,45)	0,928
Feminino depressivo (n = 39)	19,66 (± 10,63)	21,53 (± 8,82)	21,98 (± 8,68)	21,72 (± 9,21)	0,76
Masculino não depressivo (n =18)	17,17 (± 11,77)	16,33 (± 10,33)	15,58 (± 11,19)	18,08 (± 11,95)	0,955
Feminino não depressivo (n = 69)	20,94 (± 8,22)	23,82 (± 5,71)	23,53 (± 7,37)	23,89 (± 7,18)	0,216

No equilíbrio estático, os grupos masculinos e femininos depressivos e não depressivos permaneceram sem diferenças significativas durante todas as avaliações.

Diferenças significativas entre os subgrupos feminino não depressivo e masculino depressivo foram encontradas na segunda avaliação, com p = 0,010. Na terceira avaliação, além da diferença significativa entre os subgrupos feminino não depressivo e masculino depressivo, também foram observadas diferenças significativas entre os subgrupos feminino não depressivo e masculino não depressivo (p = 0,006). Esses fatos podem ser visualizados no Gráfico 3.5, a seguir.

GRÁFICO 3.5 - ESCORES DE EQUILÍBRIO ESTÁTICO DOS SUBGRUPOS

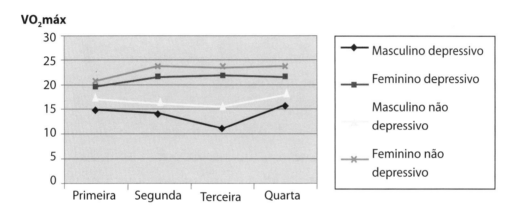

3.3.5 EQUILÍBRIO DINÂMICO

TABELA 3.7 - MÉDIAS, DESVIO PADRÃO E NÍVEIS DE SIGNIFICÂNCIA DO EQUILÍBRIO DINÂMICO DOS SUBGRUPOS (EM SEGUNDOS)

Grupo	Avaliação				Valor de p
	Primeira	Segunda	Terceira	Quarta	
Masculino depressivo (n = 4)	2,27 (± 0,40)	2,23 (± 0,42)	2,23 (± 0,34)	3,19 (± 1,92)	0,533
Feminino depressivo (n = 39)	2,23 (± 0,60)	2,19 (± 0,37)	2,22 (± 0,41)	2,12 (± 0,34)	0,77
Masculino não depressivo (n =18)	2,23 (± 0,60)	2,19 (± 0,37)	2,22 (± 0,41)	2,12 (± 0,34)	0,77
Feminino não depressivo (n = 69)	2,12 (± 0,50)	2,26 (± 0,65)	2,19 (± 0,48)	2,09 (± 0,58)	0,878

Ao se observar a Tabela 3.7, pode-se concluir que não foram encontradas diferenças significativas entre as quatro avaliações em nenhum dos subgrupos; assim, tanto no equilíbrio estático como no dinâmico, a melhora nos escores não foi significativa, mas não houve piora.

Diferenças foram observadas entre o subgrupo masculino depressivo (que teve aumento nos escores) e os demais subgrupos na quarta avaliação (p = 0,004).

GRÁFICO 3.6 - ESCORES DE EQUILÍBRIO DINÂMICO DOS SUBGRUPOS

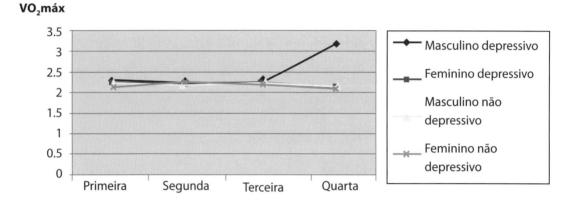

3.4 RESULTADOS RELATIVOS AO AUTOCONCEITO

A média dos resultados obtidos pelos 130 idosos nos fatores do autoconceito mostram que o programa de atividade física apresentado neste livro foi responsável por melhorar o autoconceito dos participantes. A Tabela 3.8, a seguir, proporciona a visualização das médias obtidas em cada uma das avaliações nos fatores do autoconceito de todos os idosos envolvidos no programa de atividade física, independentemente do gênero ou se têm ou não depressão.

TABELA 3.8 - MÉDIAS, DESVIO PADRÃO E NÍVEIS DE SIGNIFICÂNCIA DO GRUPO TOTAL (N = 130) DOS FATORES DO AUTOCONCEITO

Fator	Avaliações				Valor de p
	Primeira	Segunda	Terceira	Quarta	
Segurança pessoal	4,54 (± 1,43) ··	5,28 (± 0,75) ··	5,67 (± 0,92) ·	5,96 (± 0,78) ·	< 0,001
Atitude social	5,93 (± 0,12) ·	5,79 (± 0,38) ··▲	5,88 (± 0,16) ·	5,95 (± 0,25) ▲	< 0,001
Autocontrole	5,76 (± 0,51)	5,71 (± 0,50)	5,71 (± 0,38)	5,70 (± 0,43)	0,697
Ético-moral	6,47 (± 0,23) ·	6,24 (± 0,62) ··▲	6,47 (± 0,23) ·	6,47 (± 0,23) ▲	< 0,001
Aparência física	4,63 (± 1,56) ·	5,25 (± 0,76) ·	5,61 (± 0,67) ·	6,18 (± 0,81) ·	< 0,001

Continua

Continuação

Fator	Avaliações				Valor de p
	Primeira	Segunda	Terceira	Quarta	
Receptividade social	4,62 (± 1,24)··	5,38 (± 0,78)·	5,62 (± 0,81)·	6,05 (± 0,87)··	< 0,001
Autoconceito geral	5,33 (± 0,61)·	5,61 (± 0,37)·	5,83 (± 0,35)·	6,05 (± 0,38)·	< 0,001

•,■,▲: médias com símbolos iguais sobrescritos são significativamente diferentes, de acordo com o teste de Tukey.

Pode-se verificar que o programa de atividade física apresentado neste livro proporcionou melhora significativa no autoconceito dos idosos e em quase todos os aspectos avaliados na EFA.

No autoconceito geral dos idosos, foram observadas diferenças muito significativas (p < 0,001), com aumento progressivo dos escores a cada avaliação. Assim, os escores do autoconceito melhoraram, se comparada a avaliação realizada antes de iniciar o programa com a que foi feita depois de quatro meses de participação neste, melhorando progressivamente após oito meses e um ano de atividade física sistematizada e controlada. Isso pode ser visualizado no Gráfico 3.7, a seguir.

GRÁFICO 3.7 – COMPORTAMENTO DOS ESCORES DO AUTOCONCEITO GERAL DE TODOS OS IDOSOS NAS AVALIAÇÕES

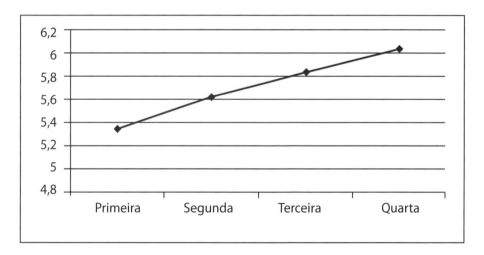

Foi mencionado que o autoconceito é determinante para que o indivíduo tenha atitudes positivas em relação a si mesmo, aos outros e ao mundo. O autoconceito é a base para todas as ações que temos na nossa vida. Com todos os preconceitos e as dificuldades que o idoso enfrenta em nossa sociedade, ter um autoconceito positivo pode melhorar muito suas condições de vida.

TABELA 3.9 - MÉDIAS, DESVIO PADRÃO E NÍVEIS DE SIGNIFICÂNCIA DO AUTOCONCEITO GERAL DOS SUBGRUPOS (PONTOS DE 1 A 7)

Grupo	Avaliação				Valor de p
	Primeira	Segunda	Terceira	Quarta	
Masculino depressivo (n = 4)	5,68 (± 0,60)	5,95 (± 0,13)	5,72 (± 0,51)	6,09 (± 0,59)	0,616
Feminino depressivo (n = 39)	5,32 (± 0,54)•	5,51 (± 0,38)•	5,69 (± 0,37)•	6,04 (± 0,36)••	< 0,001
Masculino não depressivo (n =18)	5,60 (± 0,49)•	5,70 (± 0,38)	5,86 (± 0,31)	5,98 (± 0,29)•	0,020
Feminino não depressivo (n = 69)	5,24 (± 0,66)••	5,62 (± 0,35)••	5,90 (± 0,33)•	6,08 (± 0,41)•	< 0,001

•,■: médias com símbolos iguais sobrescritos são significativamente diferentes, de acordo com o teste de Tukey.

No autoconceito geral, ou seja, a média dos fatores do autoconceito obtidas na EFA, foram encontradas diferenças significativas nos subgrupos feminino depressivo e não depressivo e masculino não depressivo (Tabela 3.9). No subgrupo feminino depressivo, os escores aumentaram significativamente da primeira para a terceira e da terceira para a quarta avaliação. Nos homens não depressivos, diferença significativa foi observada apenas se consideradas a primeira e a quarta avaliação. Já no subgrupo feminino não depressivo melhoras significativas foram observadas a cada avaliação, progressivamente.

GRÁFICO 3.8 - ESCORES DO AUTOCONCEITO GERAL DOS SUBGRUPOS NAS QUATRO AVALIAÇÕES

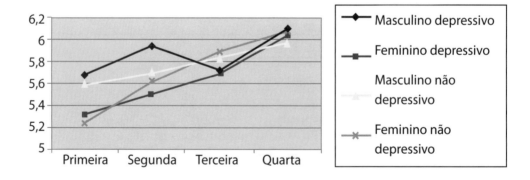

Diferenças significativas entre os subgrupos femininos não depressivo e depressivo foram encontradas na terceira avaliação (p = 0,020); as mulheres não depressivas apresentaram escores superiores aos das depressivas.

3.4.1 Segurança pessoal

A *segurança pessoal* é a confiança que o indivíduo tem nele próprio. Quanto maior a segurança pessoal, maior será sua autoconfiança, mais forte se sentirá para as vivências diárias e mais aberto estará a novas conquistas e relações. O gráfico 3.9 indica que, no fator segurança pessoal, ou seja, a confiança que o idoso tem nele próprio, foi possível verificar diferenças significativas ($p < 0,001$) nos escores. O resultado do teste de Tukey indica que houve diferenças significativas dos escores da primeira para a segunda avaliação e da segunda para a terceira. Diferenças significativas também foram observadas da primeira para a quarta avaliação, o que indica que o escore da segurança pessoal encontrado antes de iniciar o programa de atividade física era significativamente inferior ao encontrado após um ano de atividade. Esses resultados mostram que a atividade física proporcionou aumento da confiança que o idoso tem em si mesmo.

Gráfico 3.9 – Comportamento dos escores do fator segurança pessoal de todos os idosos nas avaliações

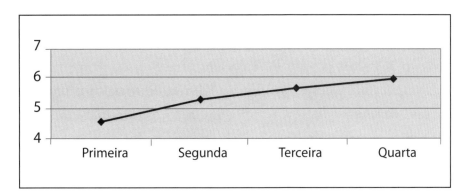

No fator segurança pessoal, o único subgrupo que não adquiriu melhoras significativas foi o subgrupo masculino depressivo ($p = 0,72$). Os escores das avaliações das mulheres depressivas se apresentaram significativamente diferentes da primeira para a segunda avaliação e da segunda para a quarta. Nos homens não depressivos, encontram-se diferenças significativas apenas se forem consideradas a primeira e a última avaliação. Já nas mulheres não depressivas, a cada avaliação, foram detectadas melhoras significativas.

TABELA 3.10 - MÉDIAS, DESVIO PADRÃO E NÍVEIS DE SIGNIFICÂNCIA DA SEGURANÇA PESSOAL DOS SUBGRUPOS (PONTOS DE 1 A 7)

Grupo	Avaliação				Valor de p
	Primeira	Segunda	Terceira	Quarta	
Masculino depressivo (n = 4)	5,39 (± 1,11)	6,03 (± 0,38)	5,47 (± 1,09)	5,87 (± 0,92)	0,720
Feminino depressivo (n = 39)	4,48 (± 1,09)··	5,13 (± 0,86)·	5,46 (± 0,91)·	5,94 (± 0,66)·	< 0,001
Masculino não depressivo (n =18)	5,28 (± 0,71)·	5,56 (± 0,66)	5,75 (± 0,76)	6,09 (± 0,67)·	0,009
Feminino não depressivo (n = 69)	4,33 (± 1,68)··	5,25 (± 0,68)··	5,77 (± 0,94)·	5,95 (± 0,88)·	< 0,001

·,■: médias com símbolos iguais sobrescritos são significativamente diferentes, de acordo com o teste de Tukey.

3.4.2 ATITUDE SOCIAL

A *atitude* do sujeito com respeito aos outros e aos valores dos outros, ou seja, a autopercepção sobre a sua maneira geral de interagir com os outros foi mensurada por meio do fator *atitude social*. Apesar da Anova indicar que houve diferença muito significativa nesse fator, com p < 0,001, o teste de Tukey mostra que, da primeira para a segunda avaliação, houve uma diminuição significativa da atitude social dos idosos, subindo de forma significativa da segunda para a terceira avaliação e com diferenças não significativas da terceira para a quarta avaliação. Se forem considerados os dados iniciais e finais, o programa de atividade física, após um ano, não apresentou influência no autoconceito dos idosos, apesar de ter havido alterações nos escores.

GRÁFICO 3.10 - COMPORTAMENTO DOS ESCORES DO FATOR ATITUDE SOCIAL DE TODOS OS IDOSOS NAS AVALIAÇÕES

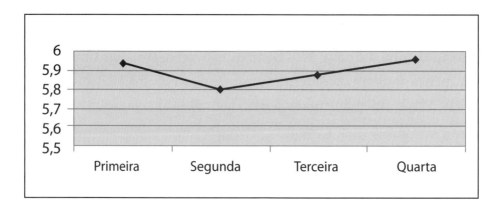

Na atitude social, não foram encontradas diferenças significativas nos escores durante as avaliações nos subgrupos masculinos, independentemente se depressivo ou não. Nos subgrupos femininos, tanto depressivo quanto não depressivo, diferenças significativas foram observadas da primeira para a segunda avaliação, com diminuição dos escores, e da segunda para a quarta avaliação, com aumento dos escores.

TABELA 3.11 - MÉDIAS, DESVIO PADRÃO E NÍVEIS DE SIGNIFICÂNCIA DA ATITUDE SOCIAL DOS SUBGRUPOS (PONTOS DE 1 A 7)

Grupo	Avaliação				Valor de p
	Primeira	Segunda	Terceira	Quarta	
Masculino depressivo (n = 4)	5,94 (± 0,12)	5,71 (± 0,48)	6,00 (± 0,07)	5,87 (± 0,08)	0,441
Feminino depressivo (n = 39)	5,93 (± 0,13)•	5,75 (± 0,45)••	5,82 (± 0,15)	5,97 (± 0,32)•	**0,003**
Masculino não depressivo (n =18)	5,92 (± 0,12)	5,83 (± 0,35)	5,89 (± 0,15)	5,91 (± 0,11)	0,602
Feminino não depressivo (n = 69)	5,94 (± 0,12)•	5,81 (± 0,34)••	5,90 (± 0,17)	5,95 (± 0,24)•	**0,002**

•,■: médias com símbolos iguais sobrescritos são significativamente diferentes, de acordo com o teste de Tukey.

Entre os subgrupos depressivos, foram encontradas diferenças significativas entre os gêneros na terceira avaliação; como se pode observar, os homens apresentaram escores superiores aos das mulheres, com p = 0,025.

GRÁFICO 3.11 - ESCORES DA ATITUDE SOCIAL DOS SUBGRUPOS NAS QUATRO AVALIAÇÕES

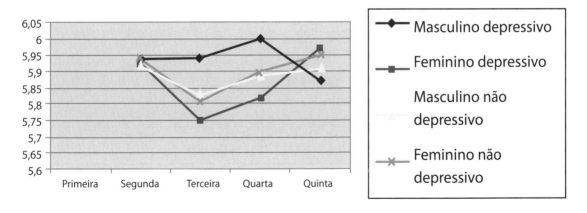

3.4.3 Autocontrole

Diferentemente dos demais aspectos, no fator autocontrole, que analisa a maneira como o indivíduo disciplina suas atividades cotidianas e suas relações, não foram encontradas diferenças significativas entre os escores (p = 0,69). Assim, o idoso permaneceu com o mesmo autocontrole que tinha antes do início do programa de atividade física.

GRÁFICO 3.12 - COMPORTAMENTO DOS ESCORES DO FATOR AUTOCONTROLE DE TODOS OS IDOSOS NAS AVALIAÇÕES

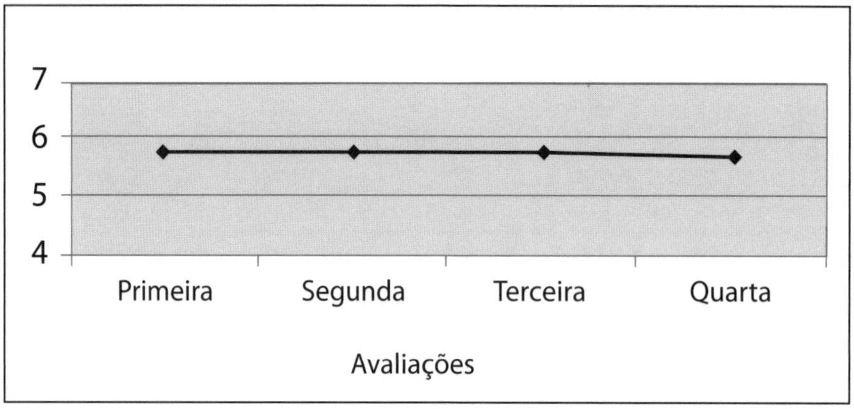

No fator autocontrole, não foram encontradas diferenças significativas entre as avaliações nos subgrupos, assim como entre os subgrupos.

TABELA 3.12 - MÉDIAS, DESVIO PADRÃO E NÍVEIS DE SIGNIFICÂNCIA DO AUTOCONTROLE DOS SUBGRUPOS (PONTOS DE 1 A 7)

Grupo	Avaliação				Valor de p
	Primeira	Segunda	Terceira	Quarta	
Masculino depressivo (n = 4)	5,34 (± 0,46)	6,07 (± 0,62)	5,76 (± 0,05)	5,98 (± 0,68)	0,237
Feminino depressivo (n = 39)	5,76 (± 0,59)	5,64 (± 0,34)	5,62 (± 0,37)	5,65 (± 0,46)	0,493
Masculino não depressivo (n =18)	5,73 (± 0,51)	5,70 (± 0,59)	5,76 (± 0,39)	5,68 (± 0,50)	0,964
Feminino não depressivo (n = 69)	5,79 (± 0,46)	5,74 (± 0,55)	5,74 (± 0,39)	5,72 (± 0,39)	0,809

3.4.4 Ético-moral

A maneira como o idoso lida com as regras determinadas socialmente e como ele se conceitua dentro desses parâmetros foi analisado por meio do fator ético-moral. Apesar da Anova indicar diferenças significativas com p < 0,001, o teste de Tukey aponta que houve diferenças significativas da primeira para a segunda avaliação com diminuição dos escores médios e aumento significativo da segunda para a terceira avaliação. Apesar da significância, os escores encontrados no início do programa continuaram estatisticamente iguais aos obtidos no final de um ano de participação na atividade física.

GRÁFICO 3.13 - COMPORTAMENTO DOS ESCORES DO FATOR ÉTICO-MORAL DE TODOS OS IDOSOS NAS AVALIAÇÕES

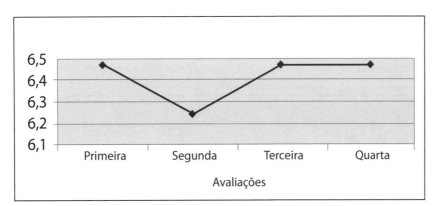

Nos escores apresentados nas avaliações dos subgrupos masculinos, no fator ético-moral, não foram encontradas diferenças significativas. Tanto no subgrupo feminino depressivo quanto no subgrupo feminino não depressivo, mudanças significativas foram observadas a cada avaliação até a terceira, permanecendo estável da terceira para a quarta avaliação. No entanto, essas mudanças indicam uma diminuição significativa dos escores da primeira para a segunda avaliação, logo após com um aumento significativo dos escores observados na terceira avaliação.

TABELA 3.13 - MÉDIAS, DESVIO PADRÃO E NÍVEIS DE SIGNIFICÂNCIA DO FATOR ÉTICO-MORAL DOS SUBGRUPOS (PONTOS DE 1 A 7)

Grupo	Avaliação					Valor de p
	Primeira	Segunda	Terceira	Quarta	
Masculino depressivo (n = 4)	6,60 (± 0,08)	6,64 (± 0,06)	6,60 (± 0,08)	6,60 (± 0,08)	0,832
Feminino depressivo (n = 39)	6,42 (± 0,21) •	6,14 (± 0,66) •■▲	6,42 (± 0,22) •	6,41 (± 0,21) ▲	0,002
Masculino não depressivo (n =18)	6,45 (± 0,27)	6,35 (± 0,49)	6,45 (± 0,27)	6,44 (± 0,26)	0,770
Feminino não depressivo (n = 69)	6,50 (± 0,23) •	6,25 (± 0,64) •■▲	6,50 (± 0,23) •	6,50 (± 0,23) ▲	< 0,001

•,■,▲: médias com símbolos iguais sobrescritos são significativamente diferentes, de acordo com o teste de Tukey.

3.4.5 APARÊNCIA FÍSICA

No fator que avalia a percepção que o idoso tem da sua *aparência física*, também chamado de *autoconceito físico* ou *corporal*, a Anova encontrou diferenças muito significativas, com p < 0,001. Com o teste de Tukey, pode-se verificar que a percepção que o idoso tem da sua aparência física foi se tornando cada vez mais positiva com sua participação no programa de atividade física, ou seja, a cada uma das avaliações realizadas.

Estar de bem com sua aparência física é fundamental em qualquer idade. O idoso vive em uma sociedade na qual o belo é o jovem; assim, os valores sociais dificultam um conceito positivo do idoso em relação à sua própria aparência física.

Gráfico 3.14 - Comportamento dos escores do fator aparência física de todos os idosos nas avaliações

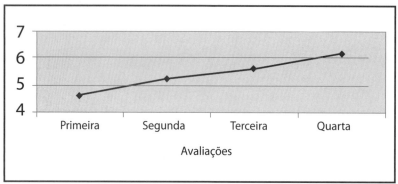

Os escores obtidos na percepção da aparência física nos homens não apresentaram diferenças significativas entre as avaliações, com exceção do subgrupo masculino não depressivo (p < 0,10). Já nas mulheres, essas diferenças foram detectadas: nas mulheres depressivas, aconteceram da primeira para a terceira e da terceira para a quarta avaliação; nas mulheres não depressivas, as diferenças foram detectadas da primeira para a segunda, assim como da terceira para a quarta avaliação.

Tabela 3.14 - Médias, desvio padrão e níveis de significância da percepção da aparência física dos subgrupos (pontos de 1 a 7)

Grupo	Primeira	Segunda	Terceira	Quarta	Valor de p
Masculino depressivo (n = 4)	5,63 (± 1,47)	5,38 (± 0,38)	5,21 (± 1,03)	6,08 (± 1,21)	0,710
Feminino depressivo (n = 39)	4,74 (± 1,34)•	5,16 (± 0,76)•	5,45 (± 0,70)•	6,27 (± 0,79)••	< 0,001
Masculino não depressivo (n = 18)	5,09 (± 1,35)	5,26 (± 0,94)	5,72 (± 0,68)	5,83 (± 0,81)	0,076
Feminino não depressivo (n = 69)	4,39 (± 1,70)■■	5,28 (± 0,74)•	5,70 (± 0,62)•	6,23 (± 0,80)■■	< 0,001

•,■: médias com símbolos iguais sobrescritos são significativamente diferentes, de acordo com o teste de Tukey.

3.4.6 Receptividade social

Traços que facilitam ou dificultam o relacionamento social são expressados pelos valores que determinam a receptividade social. A Anova indica que houve diferença significativa entre os escores com p < 0,001. Por meio do teste de Tukey, foi possível verificar que essas diferenças percebidas pela Anova ocorreram da primeira para a segunda e da terceira para a quarta avaliação, com melhora da receptividade social. Apesar de não ter havido diferenças estatísticas entre a segunda e a terceira avaliação, o programa de atividade física de um ano de duração proporcionou melhora significativa entre os escores encontrados antes do início do programa (primeira avaliação) com os escores encontrados após um ano de atividade física (quarta avaliação).

GRÁFICO 3.15 - COMPORTAMENTO DOS ESCORES DO FATOR RECEPTIVIDADE SOCIAL DE TODOS OS IDOSOS NAS AVALIAÇÕES

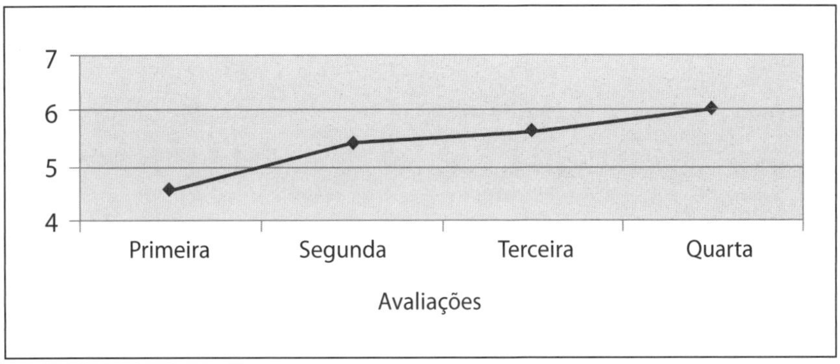

Também na receptividade social, a melhora dos escores masculinos não foi significativa, com exceção do subgrupo masculino não depressivo (p < 0,10). Nos escores femininos, houve diferenças significativas da primeira para a segunda e da segunda para a quarta avaliação, tanto nas mulheres depressivas quanto nas não depressivas. Não houve diferença significativa entre os subgrupos.

TABELA 3.15 - MÉDIAS, DESVIO PADRÃO E NÍVEIS DE SIGNIFICÂNCIA DA RECEPTIVIDADE SOCIAL DOS SUBGRUPOS (PONTOS DE 1 A 7)

Grupo	Avaliação				Valor de p
	Primeira	Segunda	Terceira	Quarta	
Masculino depressivo (n = 4)	5,16 (± 1,38)	5,86 (± 0,20)	5,29 (± 1,04)	6,15 (± 1,15)	0,514
Feminino Depressivo (n = 39)	4,59 (± 1,11)··	5,26 (± 0,84)·	5,36 (± 0,77)·	5,99 (± 0,82)··	< 0,001
Masculino não depressivo (n =18)	5,14 (± 1,06)	5,49 (± 0,79)	5,58 (± 0,88)	5,92 (± 0,72)	0,072
Feminino não depressivo (n = 69)	4,48 (± 1,32)··	5,39 (± 0,75)·	5,79 (± 0,77)·	6,11 (± 0,93)·	< 0,001

·,■: médias com símbolos iguais sobrescritos são significativamente diferentes, de acordo com o teste de Tukey.

4 Discussão dos resultados

O envelhecimento é uma fase de grandes perdas funcionais, sociais e psicológicas. Parte dessas está diretamente relacionada às alterações fisiológicas que ocorrem com a senescência. Contudo, a realidade social, cultural, política e econômica também influencia diretamente a qualidade física e psicológica das condições do idoso.

O medo de envelhecer e as percepções negativas sobre o envelhecimento são citados por diversos autores (Moss e Halamandaris, 1977; Maier e Smith, 1999; Levy et al., 2002; Jang et al., 2004; Spirduso, 2005; Barker et al., 2007; entre outros).

Os declínios físicos, as dificuldades funcionais e as concepções negativas do envelhecimento frequentemente levam o indivíduo a distúrbios psicológicos, principalmente à depressão (Okuma, 1999; Lampinen e Heikkinen, 2003; Ballone, 2006). Alexopoulos (2005) e Kawamura et al. (2007) relatam que a depressão é um fator de aumento da morbidade e da mortalidade.

A divisão dos grupos em *depressivos* e *não depressivos* na pesquisa (que visou verificar a influência do programa apresentado neste livro) foi feita em razão da preocupação dos órgãos envolvidos (Universidade Federal de São Carlos e Prefeitura de São Carlos) com o alto número de idosos diagnosticados com depressão que procuraram a atividade física. Apesar de se saber que o diagnóstico médico de depressão é intensamente questionado na literatura (Brown et al., 1995; Garrard et al., 1998; Fleck et al., 2003, Samuels et al., 2004; Trentini et al., 2005; Ballone, 2006), não levar em conta o alarmante número de idosos considerados depressivos seria uma negligência. Assim, como o objetivo foi validar o diagnóstico médico, comprovando que os idosos considerados depressivos realmente obtinham alto índice na Escala de Depressão de Idosos, esses dados foram relacionados estatisticamente pela regressão logística.

O estudo da influência da atividade física na depressão de idosos é vasto na literatura e confirma que existe uma relação positiva entre as variáveis (Dalla Déa, Duarte e Rebelatto, no prelo; Farmer et al., 1988; Lampinen, Heikkinen e Ruoppila, 2000; Babyak et al.,

2000; Kritz-Silverstein, Connor e Corbeau, 2001; Mather et al., 2002; Strawbridge et al., 2002; Hollenberg, Haight e Tager, 2003; Fukukawa et al., 2004; entre outros).

A relação entre autoconceito, autoestima e depressão em idosos foi confirmada por Essex e Klein (1989), Shahar e Davidson (2003) e por Coyne et al. (1998). Esses autores relatam que a depressão causa a reorganização do autoconceito.

Segundo Erdwins e Others (1981), Herzog et al. (1998), Villa Sánchez e Escribano (1999), Pinquart e Sörensen (2001), Spirduso (2005) e Shu et al. (2007), o envelhecimento é um fator importante de reestruturação do autoconceito, proporcionando no indivíduo um novo olhar para os conceitos que têm de si mesmo, com base nas novas vivências físicas, psicológicas e sociais. Esses autores salientam que um dos principais fatores para o baixo autoconceito no idoso é o declínio físico. No entanto, em busca bibliográfica, não foi encontrado nenhum estudo que verificasse como se comporta o autoconceito de idosos depressivos durante a prática da atividade física.

A literatura mostra que o autoconceito é uma das variáveis da personalidade que tem mais influência no comportamento do indivíduo (Tamayo, 1981; Davidoff, 1983; Bechara, 1986; Mendonça, 1989; Bee, 1996; Villa Sánchez e Escribano, 1999; Branden, 2000; Ribeiro, 1988). Assim, se o idoso apresentar autoconceito negativo, tenderá a se desestimular para as atividades cotidianas e também para novas experiências, as quais são responsáveis por proporcionar novos objetivos de vida e vontade de viver.

Dessa maneira, atividades que proporcionem a melhora do autoconceito podem contribuir para que o idoso tenha comportamentos positivos em relação à vida e, assim, supere e aceite os limites impostos pelo envelhecimento.

Verificou-se, nos escores obtidos nos estudos realizados, que o programa de atividade física influenciou positivamente no autoconceito dos idosos. Na análise dos dados dos 130 idosos, independentemente do gênero ou da presença da depressão, observou-se que houve melhora muito significativa do autoconceito geral dos idosos e de cinco dos seis fatores do autoconceito.

O indivíduo vivencia, em nossa sociedade, uma situação de preconceito e de desvalorização em razão do envelhecimento (Okuma, 1999). Assim, o idoso apresenta dificuldade em fortalecer seu autoconceito, uma vez que este é fortemente influenciado pelas relações sociais, pelos conceitos que outras pessoas têm do idoso e das concepções que a sociedade apresenta das características dele (Tamayo et al., 2001; Nezlek e Plesko, 2001; Greenwald, 1980; Steele, 1988; Gray e Gaier, 1974; Shrauger e Lund, 1975; Tamayo, 1985; Sedikides e Skowronski, 1997).

Neste estudo do autoconceito geral dos idosos, os escores apresentaram aumentos significativos a cada avaliação. Assim, os idosos tiveram melhora significativa do autoconceito após quatro meses de atividade física, aumentando o escore após 8 meses e mais ainda após um ano (p < 0,001).

Em ampla pesquisa bibliográfica, poucos estudos sobre o autoconceito de idosos foram encontrados. A maioria das pesquisas sobre autoconceito enfocam crianças (Marsh, 1990; Dodd, Taylor e Graham, 2004; Marsh, Papaioannou e Theodorakis, 2006; Niven et al., 2007; Yu et al., 2008), adolescentes (Marsh, 1988; Haugen e Lund, 2002; van Vorst, Buckworth e Mattern, 2002; Erkolahti et al., 2003; O'Dea, 2006; Schwartz et al., 2006), ou adultos (Brown et al., 1995; Tamayo et al., 2001).

Tamayo et al. (2001, p. 161) relatam que:

> O estudo do impacto da atividade física sobre o autoconceito tem sido realizado quase exclusivamente com crianças, adolescentes e estudantes universitários e utilizando atividades esportivas, geralmente de curta duração, organizadas por terceiros, realizadas em grupo, frequentemente relacionadas com a aprendizagem de novas habilidades esportivas e/ou realizadas num contexto de competição.

Perri 2nd e Temper (1984-1985) e Berryman-Miller (1988) encontraram melhoras significativas no autoconceito de idosos com a prática da atividade física; entretanto, os dois estudos apresentam atividade física de curta duração (14 e 16 semanas, respectivamente). Berryman-Miller (1988) proporcionou para os idosos a dança como atividade física. Oliveira (2003) diverge desses resultados: não encontrou diferenças significativas no autoconceito de idosos que praticaram atividade física durante 17 semanas; no entanto, o grupo de controle apresentou um decréscimo dos escores nesse mesmo tempo.

Como esses estudos apresentam diferenças importantes do presente estudo, com modalidades diferentes, curta duração e número de participantes bastante inferior, torna-se difícil a comparação entre os resultados.

Como se observou neste estudo, a melhora do autoconceito foi constante e continuou significativa com a prolongação do tempo da atividade, resultado que diverge dos estudos anteriores. Netz et al. (2005) mencionam que a maioria dos estudos que relacionam atividade física e bem-estar psicológico em idosos encontram resultados positivos mais significativos em atividades de curta duração e que as de longa duração se apresentam menos benéficas.

Se os grupos forem analisados separadamente, houve melhoras significativas nos dois grupos femininos (depressivo e não depressivo) e no grupo masculino sem depressão. O grupo de mulheres depressivas obteve aumento significativo da primeira para a segunda e da segunda para a quarta avaliação, permanecendo estável da segunda para a terceira avaliação. Nas mulheres não depressivas, o aumento foi progressivo e constante a cada uma das quatro avaliações.

Ao analisar os resultados dos homens não depressivos, pode-se concluir que o autoconceito não sofreu modificações significativas depois de quatro e de oito meses da prática de atividades físicas; no entanto, mostrou-se significativamente superior após um ano. O grupo de homens depressivos não apresentou modificações significativas no autoconceito em nenhum momento, mas esse grupo foi composto por apenas quatro pessoas, o que pode ter prejudicado a análise estatística. Vê-se que o gênero e o estado depressivo influenciaram no desenvolvimento do autoconceito: as mulheres apresentaram resposta ao exercício em seu autoconceito em curto tempo de treinamento, ao passo que os homens depressivos não tiveram resposta e os homens não depressivos apresentaram resposta apenas após longo tempo de treinamento.

Esse ganho de autoconceito em mulheres idosas é muito importante. Shu et al. (2007) apontam que o autoconceito positivo em mulheres é fundamental para o ajuste às dificuldades e às vivências proporcionadas pela menopausa.

Vale ressaltar o trabalho de Pinquart e Sörensen (2001). Os autores realizaram uma meta-análise envolvendo 300 estudos empíricos, buscando entender as diferenças relacionadas à idade na satisfação da vida, na felicidade, na autoestima, no autoconceito, na saúde subjetiva e na idade subjetiva do idoso. Os autores relatam que o autoconceito das mulheres idosas costuma ser significativamente menor que o dos homens e relacionam esse fato com o maior risco de problemas de saúde, apesar de as mulheres idosas terem maior acesso às fontes de bem-estar psicológico: a relação com a família e, em especial, com crianças, como exemplificam as autoras.

No entanto, o autoconceito geral é insuficiente para a análise de como o indivíduo se conceitua. Marsh (1990), Richards, Johnson e Stiller (2003) e Tamayo et al. (2001) relatam que um erro metodológico grave e constante nos estudos sobre o autoconceito é não considerar o caráter multifatorial deste.

O estudo do autoconceito é realizado em diversas áreas, mas, até 1980, os estudos se mostravam pobres, com falta de fundamento e erros metodológicos (Marsh, 1990). Na década de 1980, esse quadro foi modificado, com o aprofundamento na teoria, nos instrumentos e na pesquisa. Marsh (1990) ressalta que esse progresso se deu, principalmente, pelo entendimento do caráter multifatorial do autoconceito. A Escala Fatorial do Autoconceito (EFA), feita por Tamayo (1981) e utilizada neste estudo, permite e propicia uma visão multifatorial do autoconceito, pois dá oportunidade à análise mais detalhada de como estão os fatores e, no caso deste estudo, como a atividade física vai especificamente atuar no autoconceito do idoso.

Os estudos encontrados sobre autoconceito de idosos, Berryman-Miller (1988), Perri 2nd e Temper (1985) e Oliveira (2003), não consideram o caráter multifatorial do autoconceito. Acredita-se que analisar os fatores do autoconceito separadamente proporciona uma visão mais apurada do comportamento e do real estado dessa variável.

Observou-se nos resultados que, ao se considerar os fatores do autoconceito dos 130 idosos pesquisados, houve melhora significativa na segurança pessoal, na atitude social, no fator ético-moral, na aparência física e na receptividade social.

Tamayo (1981) indica que os itens do fator segurança pessoal expressam claramente a ideia de confiança em si mesmo. Relata, ainda, que essa dimensão compreende aspectos como: firmeza, estabilidade, coragem e persistência. Quando o idoso tem confiança em si mesmo, ele enfrenta as situações cotidianas e busca novas oportunidades. O idoso que não tem segurança em si mesmo não se expõe em público, não tenta realizar novas vivências e minimiza seu convívio social.

Verificou-se que os idosos que participaram do programa de atividade física obtiveram melhoras significativas no fator segurança pessoal até o oitavo mês de participação. Esses idosos apresentaram melhora significativa da avaliação realizada antes de iniciar a atividade física para a realizada após quatro meses de atividade e, desta, para a realizada após oito meses de atividade. Desta última para a avaliação realizada após um ano de atividade, a melhora não foi significativa.

Não foram encontradas melhoras significativas no autoconceito do grupo masculino depressivo na segurança pessoal. Como ocorre no autoconceito geral, os escores encontrados no fator segurança pessoal indicam que o gênero e o estado depressivo influenciam nas respostas adquiridas, por meio da atividade física, na confiança que o indivíduo tem nele próprio.

O fator ético-moral expressa as autoavaliações relativas aos princípios éticos fundamentais de honestidade, justiça, bondade, autenticidade e lealdade. Tamayo (1981) relata que o indivíduo que se percebe como alguém cuja conduta e cujo comportamento são regulados pelas normas ético-morais da sociedade em que vive e se reconhece como digno e honesto apresenta escores elevados nesse fator. A atividade física não influenciou no fator ético-moral dos homens idosos, independentemente do estado emocional. Já nas mulheres (depressivas e não depressivas), com a prática da atividade física, foi possível verificar que os escores obtidos antes de iniciar o programa apresentaram uma diminuição significativa na segunda avaliação, voltando exatamente ao valor inicial na terceira. Muitas vezes, o idoso procura a atividade física como forma de se relacionar com outras pessoas, buscando um maior convívio social. Acredita-se que as mulheres, ao entrarem em contato com o grupo de, aproximadamente, 50 pessoas no momento da prática da atividade física, tenham tido que se reestruturar de acordo com a realidade desta convivência. Talvez esse fato tenha causado a instabilidade dos escores. No entanto, sugere-se que se realizem novos estudos para melhor análise.

A atitude do sujeito com respeito aos outros e aos valores dos outros, assim como a autopercepção sobre a sua maneira geral de interagir com os outros, são comportamentos analisados no fator atitude social. Um escore elevado nesse fator indica uma pessoa de relacionamento compreensivo e delicado, implicando respeito pelo outro e pelos seus princípios e valores. O fato que as mulheres passam por uma reestruturação de seu autoconceito com a prática de atividade física em grupo, já verificada no fator ético-moral, confirma-se no fator atitude social. O comportamento apresentado no fator ético-moral (diminuição dos escores após quatro meses de atividade e volta aos valores iniciais após oito meses de participação) foi observado no fator atitude social. A prática da atividade física e o convívio social intenso provocam uma desestruturação desses fatores, que se estabilizam após um período de adaptação.

Na vivência relatada de atividade física com mulheres, sejam elas idosas ou não, observou-se a preocupação que a mulher apresenta em ser bem recebida, em ser aceita e em apresentar características que agradem aos outros. Essas preocupações estão muito mais presentes nas mulheres que nos homens. O fato de estar mais impaciente, intolerante, inautêntica e hostil (características analisadas nos fatores ético-moral e atitude social) pode ser um reflexo dessa preocupação em agradar; após a adaptação ao grupo, suas características se restabelecem. A atividade física proporcionou a vivência com outras pessoas e o autoconceito é formado com referência em informações de como os outros percebem o sujeito. As relações sociais são citadas por diversos autores como o fator que mais influencia o autoconceito (Gray e Gaier, 1974; Shrauger e Lund, 1975; Greenwald, 1980; Tamayo, 1985; Steele, 1988; Sedikides e Skowronski, 1997; Tamayo et al., 2001; Nezlek e Plesko, 2001).

Apesar das preocupações femininas, verificou-se, por meio dos resultados, que as mulheres se mostraram mais receptivas às relações sociais que os homens. Elas, tanto as depressivas quanto as não depressivas, apresentaram melhoras muito significativas com a atividade física em grupo, o que pode ser observado nos escores adquiridos no fator receptividade social. Entretanto, nos homens, independentemente da presença da depressão, não foram constatadas modificações significativas durante o tempo de participação no programa de atividade física.

O fator de percepção da aparência física, ou *self* somático, é composto por itens que indicam a avaliação que o sujeito tem do seu próprio corpo, ou seja, da aparência corporal. Nesse fator, os resultados indicam que as mulheres depressivas e não depressivas obtiveram melhoras significativas na percepção que têm da sua aparência física durante a participação do programa de atividade física ao longo de um ano. Nas mulheres sem depressão, após quatro meses de atividade física, foi possível verificar melhora significativa, ao passo que nas mulheres depressivas essa melhora foi observada apenas após oito meses de atividade. Conclui-se que, nas mulheres, o estado depressivo retardou a melhora na percepção da aparência física.

Alguns estudos enfocam os aspectos do autoconceito relacionados à percepção da aparência física, denominando de autoconceito corporal ou autoconceito físico. Stoll e Alfermann (2002), Annesi, Gann e Westcott (2004), Annesi e Westcott (2005) e Annesi e Westcott (2007) apontam que a atividade física proporciona melhora do autoconceito físico em idosos. No entanto, todos esses estudos realizaram uma intervenção de curta duração, de, aproximadamente, 10 semanas. Outros autores relatam que a atividade física proporciona melhora da percepção dos aspectos e/ou da aparência física, mas não relacionam com autoconceito (McAuley, Mihalko e Bane, 1997; Martin, Leary e Rejeski, 2000; Elavsky et al., 2005; Motl et al., 2005; Kaminski e Hayslip Jr., 2006).

Observou-se nos resultados deste estudo que apenas no fator autocontrole não houve diferenças significativas nos escores, considerando os 130 idosos ou os subgrupos. Os itens presentes nas avaliações do autocontrole traduzem o domínio do indivíduo sobre o seu comportamento, a qualidade da sua presença no mundo, a autodisciplina e o controle pessoal, considerando o indivíduo com altos escores como organizado, sistemático, disciplinado e atento (Tamayo, 1981).

Em estudo sobre a influência da atividade física regular sobre o autoconceito de adultos, Tamayo et al. (2001) encontraram diferenças entre os gêneros: os homens mostraram escores significativamente superiores no fator segurança pessoal e as mulheres obtiveram maiores escores no fator ético-moral. Neste estudo com idosos, os homens, independentemente do estado depressivo, obtiveram escores maiores que os das mulheres na segurança pessoal, porém essa diferença não foi estatisticamente significativa. No fator ético-moral, os resultados encontrados por Tamayo (2001) divergem dos resultados encontrados neste estudo com idosos. No entanto, em Tamayo et al. (2001) não foi aplicada a intervenção, isto é, não houve análises antes e depois da prática da atividade física. O autor avaliou e comparou um grupo que praticava a atividade física e outro que não praticava. Dessa forma, uma comparação maior com o presente estudo fica prejudicada.

Ao analisar os resultados obtidos com as avaliações das capacidades físicas é fundamental que se conheçam as condições físicas com o envelhecimento. Como foi possível verificar no quadro teórico, o idoso vivencia um declínio de suas capacidades, habilidades e funcionalidade física, que é inevitável. A sarcopenia, a osteopenia, o enrijecimento articular, a hipertensão arterial causada pela diminuição da flexibilidade dos vasos, a diminuição da funcionalidade pulmonar e cardíaca, a diminuição e a atrofia cerebral são algumas das muitas modificações humanas naturais que acontecem com o passar do tempo e que prejudicam as capacidades físicas. A maioria dessas alterações relatadas se acentua com a idade, em razão da insuficiente atividade do sistema neuromuscular, ao desuso e à diminuição do condicionamento físico, determinando complicações e condições debilitantes, inanição, desnutrição, ansiedade, depressão, insônia etc., que, por sua vez, conduzem à imobilidade, ao desuso, à debilidade muscular e à enfermidade, estabelecendo-se um círculo vicioso clássico em geriatria (Rebelatto, 2004).

Existem métodos para diminuir a velocidade desse processo; o mais aprovado e mais citado na literatura é a prática da atividade física. Vem sendo amplamente discutida na literatura a prática regular de exercícios físicos, que é uma estratégia primária, preventiva, atrativa e eficaz para manter e melhorar o estado de saúde física e psíquica em qualquer idade. Essa prática traz benefícios diretos e indiretos para prevenir e retardar as perdas funcionais do envelhecimento, reduzindo o risco de enfermidades e transtornos frequentes na terceira idade, como: as coronariopatias, a hipertensão, a diabetes, a osteoporose, a desnutrição, a ansiedade, a depressão e a insônia (Lewis e Modlesky, 1998; de Jong et al., 1999; Polidori et al., 2000).

São muitos os trabalhos que constatam benefícios biológicos que a atividade física pode proporcionar, minimizando ou revertendo alguns dos declínios físicos ocorridos naturalmente com a senescência (Elward e Larson, 1992; Heinonen et al., 1996; Welsh e Rutherford, 1996; Queiroz, 1998; Hurley e Roth, 2000; Peterson, Bryant e Peterson, 2001; Schlicht, Camaione e Owen, 2001; Davison et al., 2002; Amiridis, Hatzitaki e Arabatzi, 2003; Laughton et al., 2003; Du Pasquier et al., 2003; Stel et al., 2003; Menz, Lord e Fitzpatrick, 2003; Shkuratova, Morris e Huxham, 2004; Colcombe et al., 2006; Arai et al., 2006; entre muitos outros).

Assim, ao analisar os resultados relativos às capacidades físicas do idoso, é preciso ter um olhar diferenciado do olhar de quem analisa os dados físicos de um jovem. O fato de permanecer estável já é um ganho para o idoso. Pequenos ganhos de força, resistência, flexibilidade e equilíbrio fazem a diferença e são sentidos pelo idoso, com melhora na funcionalidade em suas atividades de vida diária. Apesar de não ter sido encontrada nenhuma melhora que fosse comprovada por meio dos métodos estatísticos neste estudo, os dados referentes às capacidades físicas mostram que os valores finais são quase sempre melhores em relação aos iniciais, independentemente do sexo ou do estado depressivo do participante.

Tritschler (2003) relata que significância estatística não é o mesmo que significância prática. Para o autor, a interpretação do teste de significância deve implicar um julgamento para os resultados estatísticos, a fim de determinar se os achados têm um significado real.

Apesar dos livros de estatística indicarem que é significativo o dado que apresenta um valor de $p < 0,05$, não se pode negar que, apesar dos escores encontrados nas capacidades físicas dos idosos não atingirem essa faixa no presente estudo, houve avanço na funcionalidade e na melhora das condições de vida dos idosos. Esses fatos podem ser verificados nos depoimentos espontâneos dos próprios idosos, que, ao sentirem a necessidade de relatar o quanto a atividade lhes fazia bem, sem que lhes fosse solicitado, após a avaliação do autoconceito, atrás da folha, deixaram relatos sobre a diminuição de dores na coluna, a melhora no caminhar, a aproximação e o aumento do círculo de amigos, a melhora da autoestima, entre outros aspectos positivos que lhes aconteceram.

"Nesse tempo que frequentei as aulas, tive a oportunidade de conhecer várias pessoas, de fazer novos amigos. Com as aulas, sinto-me mais disposta, com mais vontade e entusiasmo. Também tenho me sentido mais feliz e com vontade de melhorar cada vez mais." (A. R.)

"Estava muito parada, fazendo tratamento para síndrome do pânico e depressão, estava sem vontade de nada. Por meio do projeto, acabei me aproximando de várias pessoas, além de aprender a me exercitar mais e valorizar a vida." (A. A. S. P.)

"Diminuíram minhas dores na coluna, estou mais ágil e quase não tomo remédios." (E. F.)

"Graças ao projeto, realizei muitos sonhos. Eu tinha dificuldade de caminhar e, agora, posso fazer minhas viagens e aproveitar." (J. O.)

"Na parte física, fiquei mais maleável, mais flexível, mais ágil; minha postura melhorou, aprendi a respirar melhor. Com tudo isso, fiquei mais alegre. Hoje tenho mais entrosamento com os colegas e, até mesmo, na vida familiar." (A. H.)

"Levantou minha autoestima, tenho mais disposição para tudo. Com as aulas, comecei a pensar mais em mim como mulher; tive a iniciativa de fazer regime e a depressão está indo embora." (B. L. S. M. P.)

"Foi notória a mudança na minha saúde. Antes, sentia dificuldade para trabalhar, fadiga e cansaço. Para vestir uma calça, tinha que me sentar ou encostar na parede. Hoje, sinto-me melhor, tomando menos remédio, com menos dores, e até consigo colocar a calça e amarrar os sapatos em pé, sem dificuldades." (G. B.)

"Fiquei mais condicionada. Eu havia deixado de sair de casa, por medo de encontrar uma escada ou rampa no caminho e ter que voltar. Estava me isolando. Hoje, consigo subir escadas com facilidade. Saber que sou capaz me deixa animada para sair, passear e ser feliz." (H. L.)

"Superei um AVC muito rapidamente e devo isso ao programa. Agradeço todos os dias por estar viva e participando da atividade com vocês. Fiquei mais comunicativa, mais forte e enfrento qualquer obstáculo, pois me sinto forte para isso com o programa." (D. S. A.)

Esses depoimentos comprovam que, apesar de considerado não significativo pela análise estatística, o pequeno aumento da função das capacidades físicas foi suficiente para modificar a realidade do idoso que participou do nosso programa de atividade física. Contudo, a análise estatística pode ser vista como uma forma de comprovação de que as modificações ocorridas no autoconceito do idoso, principalmente na segurança pessoal, na receptividade social e na percepção de sua aparência física, foram mais significativas que o ganho de capacidade física. Essas melhoras psicológicas também são colocadas em vários momentos nos depoimentos.

Outra hipótese para esses fatos é que o aumento significativo do autoconceito foi responsável por proporcionar aos idosos maior segurança e confiança no momento de executar suas atividades. Nesse caso, apesar de não ter modificações significativas nas capacidades físicas, a melhora nas funções psicológicas propiciou o bem-estar físico e psicológico, que resultou em melhor execução das atividades da vida diária.

Os resultados relativos à força muscular dos idosos demonstraram diferenças significativas entre a força de homens e de mulheres; os homens iniciaram o programa com maior força que as mulheres e permaneceram dessa forma durante todo o programa. Na flexibilidade corporal, as mulheres inicialmente apresentaram melhores escores que os homens, com diferenças muito significativas. Todos esses fatos são normalmente apresentados em estudos desse tipo (Spirduso, 2005).

No entanto, um aspecto deste estudo, que não foi encontrado em outros, foi que os homens, apesar de iniciarem o programa de atividade física com flexibilidade corporal inferior à das mulheres, após oito meses de treinamento, adquiriram maior porcentagem nesse fator e a diferença significativa já não foi encontrada. Neste estudo, concluiu-se que os homens, com o treinamento, conseguiram flexibilidade igual à das mulheres; as mulheres iniciaram com condições melhores, mas não evoluíram significativamente com o treinamento.

Por meio dos escores relativos à resistência aeróbia, mensurada pelo comportamento do $VO_2máx$, os homens respondem mais rapidamente ao treinamento, mas, ao final de um ano, as mulheres recuperaram sua capacidade aeróbia e terminaram o programa sem muita disparidade em relação aos colegas do sexo masculino. Esse comportamento foi observado no equilíbrio estático, no entanto, foram as mulheres que apresentaram resposta mais veloz; o programa terminou sem diferenças entre os gêneros. Tais comportamentos não foram encontrados em outros estudos.

No equilíbrio dinâmico, foi verificado um aumento muito significativo inexplicável na quarta avaliação por parte do grupo de homens depressivos. Acredita-se que esse fato tenha sido impulsionado pelo grupo em questão apresentar ser pequeno (n = 4), o que certamente prejudicou a análise estatística.

Como se pode verificar, foram muitos os ganhos no autoconceito dos idosos. A estabilidade das capacidades físicas se contrapôs às perdas naturais do envelhecimento. A atividade proposta se mostrou muito mais que uma atividade física, ela modificou a maneira que o idoso se conceitua e, consequentemente, modificou seu comportamento; assim, ela ganhou maiores proporções do que se esperava, mostrando-se uma atividade física-psíquica-social.

Esses resultados mostram a relevância do programa de atividade física para idosos apresentado neste livro, que faz parte de um programa que abrange Portugal, Espanha e Brasil.

Finalizando a discussão, deixa-se aqui um último depoimento, o qual justifica todo este trabalho, reforça a reflexão da atividade física como precursora do bem-estar físico e psicológico do idoso e discorre sobre o que pode fazer a diferença e se tornar importante:

"No dia a dia de nossa vida, surgem sempre situações agradáveis e importantes para o nosso viver. Porém, em razão de outras tantas atividades, os bons conhecimentos passam despercebidos. Não foi o que aconteceu na minha vida com as aulas de Revitalização. Difícil descrever a importância dessa atividade, principalmente para quem já passou dos 60. Aliás, o que é ser *importante*?

Importante é quando a gente coloca essa atividade como destaque. Por exemplo: dispensar qualquer outra atividade naquele dia, porque tem aula de Revitalização; lembrar-se, na noite anterior, de que no dia seguinte tem aula de Revitalização; dizer a uma amiga que, mediante a aula de Revitalização, temos a oportunidade de estar em contato com pessoas da mesma idade e mesmos princípios, buscando energia por meio dos exercícios que renovam nosso bem-estar, nos dão alegria e melhoram nossa saúde física e mental; saber que sempre haverá ali alguém para nos orientar e incentivar a realização de atividades que, sozinhos, jamais faríamos, por falta de conhecimento e de oportunidade. Enfim, para mim, isso é *importante*." (M. E. S.)

5 CONSIDERAÇÕES FINAIS

Envelhecer e manter o bem-estar físico e psicológico é um desafio. Os declínios físicos desencadeiam a perda da adaptabilidade, da funcionalidade e, consequentemente, desequilibram o bem-estar psicológico. É muito difícil vivenciar todas essas perdas e ainda enfrentar o preconceito e a visão negativa do envelhecer que a sociedade nos impõe. Quando se está envelhecendo, passando por todas essas vivências e ainda enfrentando todos os conceitos de desvalorização do idoso, torna-se muito difícil manter o controle emocional e um autoconceito positivo.

A maneira como o indivíduo se comporta diante da vida, dos outros e de si mesmo depende diretamente do conceito que ele tem dele próprio. Se tiver um autoconceito positivo, tenderá a buscar vivências positivas, relações sociais prazerosas e terá metas que lhe proporcionarão prazer de viver. No entanto, se, com os declínios próprios do envelhecimento, o idoso apresentar um autoconceito negativo, a chance de adquirir estados depressivos, favorecendo a morbidade e a mortalidade, é maximizada significativamente.

Até há pouco tempo, essa realidade era o problema de poucos e passava despercebida por quem ainda não tinha atingido os 60 anos. Todavia, com o aumento mundial do número de idosos, proporcionar um envelhecimento com bem-estar físico e psicológico se tornou uma meta dos profissionais das áreas da Saúde e da Educação. A prática de atividade física pode contribuir para esse objetivo de maneira significativa. Para que os idosos atinjam o bem-estar físico e psicossocial, é necessário que o professor de Educação Física conheça quais são os reais benefícios de sua atividade e com que intensidade esta atingirá as dimensões física, psicológica e social.

Ao analisar a produção de conhecimento na área de Educação Física, observa-se a ênfase dos estudos sobre os aspectos fisiológicos, anatômicos, funcionais e biodinâmicos do movimento. São inúmeros os trabalhos que apresentam benefícios fisiológicos que a atividade física pode proporcionar, minimizando ou revertendo alguns dos declínios físicos ocorridos naturalmente com a senescência (Elward e Larson, 1992; Heinonen et al., 1996; Welsh e Rutherford, 1996; Queiroz, 1998; Hurley e Roth, 2000; Peterson, Bryant e

Peterson, 2001; Schlicht, Camaione e Owen, 2001; Davison et al., 2002; Amiridis, Hatzitaki e Arabatzi, 2003; Laughton et al., 2003; Du Pasquier et al., 2003; Stel et al., 2003; Menz, Lord e Fitzpatrick, 2003; Shkuratova, Morris e Huxham, 2004; Colcombe et al., 2006; Arai et al., 2006). Apesar de o professor de Educação Física e a literatura reconhecerem que a atividade física não se resume a uma intervenção puramente física, a escassez de trabalhos que relacionem bem-estar físico e psicológico ainda é incipiente.

Após a revisão de mais de 200 referências bibliográficas realizada no decorrer deste trabalho, incluindo periódicos nacionais e internacionais, livros e teses, nenhum estudo sobre a participação de idosos em um programa de atividade física de longa duração que propusesse relações entre as capacidades físicas e os fatores do autoconceito foi encontrado.

Observou-se, na pesquisa apresentada no Capítulo 3, que foi estatisticamente comprovado que os benefícios da prática do programa de atividade física, detalhado no Capítulo 2, no conceito que o idoso tem dele próprio foram superiores à melhora das capacidades físicas. Com o programa de atividades físicas, os idosos adquiriram aumento da confiança em si mesmos, da receptividade social e da percepção da aparência física.

Verificou-se, ainda, que o estado depressivo e o gênero influenciaram no resultado, com comportamentos diferenciados no autoconceito com a prática da atividade física de longa duração.

Sugere-se, em futuras pesquisas, o acompanhamento de um grupo de controle durante o período de intervenção, pois, apesar de tentar iniciar esse procedimento por três vezes durante esta pesquisa, não se conseguiu manter um grupo consistente e com número de participantes significativo para a realização de uma comparação.

Mesmo assim, pode-se concluir que os idosos que participaram do programa de atividade física de um ano, apresentado neste livro, independentemente do gênero e do estado depressivo, tiveram melhora significativa no autoconceito geral e mantiveram suas capacidades físicas.

Por meio dos resultados, é possível concluir que o programa de atividade física aqui detalhado proporcionou a estabilização das capacidades físicas e melhorou o autoconceito dos idosos. Assim, a prática da atividade física é uma forma de diminuir a velocidade do envelhecimento físico e de melhorar as condições psicossociais.

Referências

Affiune A. Envelhecimento cardiovascular. In: Freitas EV, Cançado FAX, Gorzoni ML. Tratado de geriatria e gerontologia. 2. ed. Rio de Janeiro: Guanabara Koogan; 2006.

Alexopoulos GS. Depression in the elderly. Lancet. 2005;365(9475):1961-70.

Allport GW. The ego in contemporary psychology. Psychol Rev. 1943;50(5):451-78.

Allport GW. The trend in motivation theory. In: Moustakas CE. The self: explorations in personal growth. New York: Harper; 1956.

Allport GW. Becoming: basic considerations for a psychology of personality. New Haven: Yale University Press; 1961.

Alves JED, Cavenaghi S. O programa Bolsa Família e a transição da fecundidade no Brasil. IPC – International Policy Centre for Inclusive Growth. 2013;227 [acesso em 20 jan 2014]. Disponível em: http://www.ipc-undp.org/pub/port/IPCOnePager227.pdf

Amiridis IG, Hatzitaki V, Arabatzi F. Age-induced modifications of static postural control in humans. Neurosci Lett. 2003;350(3):137-40.

Annesi J. Relations of self-motivation, perceived physical condition, and exercise-induced changes in revitalization and exhaustion with attendance in women initiating a moderate cardiovascular exercise regimen. Women Health. 2005;42(3):77-93.

Annesi JJ. Relations of body esteem factors with exercise session attendance in women initiating a physical activity program. Percept Mot Skills. 2003;100(3 Pt 2):995-1003.

Annesi JJ. Relationship between changes in acute exercise-induced feeling states, self-motivation, and adults' adherence to moderate aerobic exercise. Percept Mot Skills. 2002;94(2):425-39.

Annesi JJ, Gann S, Westcott WW. Preliminary evaluation of a 10-wk. resistance and cardiovascular exercise protocol on physiological and psychological measures for a sample of older women. Percept Mot Skills. 2004;98(1):163-70.

Annesi JJ, Westcott WL. Age as a moderator of relations of physical self-concept and mood changes associated with 10 weeks of programmed exercise in women. Percept Mot Skills. 2005;101(3):840-4.

Annesi JJ, Westcott WL. Relations of physical self-concept and muscular strength with resistance exercise-induced feeling state scores in older women. Percept Mot Skills. 2007;104(1):183-90.

Arai T, Obuchi S, Kojima M, Matumoto Y, Inaba Y. The evaluation of the relationships between physical factors and effects of exercise intervention on physical functions in community-dwelling older people. Nippon Ronen Igakki Zasshi. 2006;43(6):781-8.

Arnault DS, Sakamoto S, Moriwaki A. The association between negative self-descriptions and depressive symptomology: does culture make a difference? Arch Psychatr Nurs. 2005;19(2):93-100.

Åstrand PO, Rodahl K. Textbook of work physiology. New York: McGraw-Hill; 1986.

Babyak M, Blumenthal JA, Herman S, Khatri P, Doraiswamy M, Moore K, et al. Exercise treatment for major depression: maintenance of therapeutic benefit at 10 months. Psychosom Med. 2000;62(5):633-8.

Ballone GJ. Psiquiatria geral. PsiqWeb, Faculdade de Medicina da Puccamp; 2006 [acesso em 7 out 2010]. Disponível em: http://www.psiqweb.med.br/geriat/alzh.html

Ballone GJ, Ortolani IV, Pereira Neto E. Da emoção à lesão. São Paulo: Manole; 2002.

Barbour KA, Blumenthal JA. Exercise training and depression in older adults. Psychosom. Med. 2005;26(1 Suppl 1):119-23.

Barker M, O'Hanlon A, McGee HM, Hickey A, Conroy RM. Cross-sectional validation of the aging perceptions questionnaire: a multidimensional instrument for assessing self-perceptions of aging. BMC Geriatr. 2007;7:9.

Bechara OT. O autoconceito do professor de primeira série de 1º grau e algumas variáveis profissionais. [tese de doutorado]. São Paulo: Instituto de Psicologia da Universidade de São Paulo; 1986.

Bernardo SC. Estado nutricional dos idosos que frequentam os centros de Dia e centros de convívio do conselho de paços de Ferreira [dissertação de mestrado]. Porto: Faculdade de Ciências da Nutrição e Alimentação da Universidade do Porto; 2013.

Bee H. A criança em desenvolvimento. 7. ed. Porto Alegre: Artmed; 1996.

Benetos A, Safar M, Rudinichi A, Smulyan H, Richard JL, Ducimetieère P, et al. Pulse pressure a predictor of long-term cardiovascular mortality. Hypertension. 1997;30(6):1410-5.

Berryman-Miller S. Dance movement: effects on elderly self-concept. Journal of Physical Education Recreation and Dance. 1988;59(5):42-6.

Blaine BE, Johnson CA. Obesity, self-complexity, and compartmentalization: on the implications of obesity for self-concept organization. Eat Weight Disord. 2005;10(4): 88-92.

Blumenthal JA, Emery CF, Madden DJ, Schniebolk S, Walsh-Riddle M, George LK, et al. Long-term effects of exercise on psychological functioning in older men and women. J Gerontol. 1991;46(6):352-61.

Borkan GA, Hults DE, Gerzof SG, Robbins AH, Silbert CK. Age changes in body composition revealed by computed tomography. J Gerontol. 1983;38(6):673-7.

Branden N. Autoestima: como aprender a gostar de si mesmo. 35. ed. São Paulo: Saraiva; 2000.

Brocklehurst JC, Robertson D, James-Groom P. Clinical correlates of sunray in old age: sensory modalities. Age Ageing. 1982;11:1-10.

Brown DR, Wang Y, Ward A, Ebbeling CB, Fortlage L, Puleo E, et al. Chronic psychological effects of exercise and exercise plus cognitive strategies. Med Sci Sports Exerc. 1995;27(5):765-75.

Brown M, Holloszy JO. Effects of a low-intensity exercise program on selected physical performance characteristic of 60 to 71-year olds. Aging. 1991;3(2):129-39.

Brown M, Mishica G. Effect of habitual activity of age-related decline in muscular performance: a study of master athletes. Gerontologist. 1989;29:257.

Buntinx F, Kester A, Bergers J, Knottnerus JA. Is depression in elderly people followed by dementia? A retrospective cohort study based in general practice. Age Ageing. 1996;25:231-3.

Buranello MC, Campos SAO, Quemelo PV, Silva AV. Equilíbrio corporal e risco de queda em idosas que praticam atividades físicas e sedentárias. RBCEH. 2011;8(3):313-23.

Bussab WO, Morettin PA. Estatística básica. 5. ed. São Paulo: Saraiva; 2005.

Cançado FAX, Horta ML. Envelhecimento cerebral. In: Freitas EV, Py L, Neri AL, Cançado FAX, Gorzoni ML, Rocha SM, editors. Tratado de geriatria e gerontologia. Rio de Janeiro: Guanabara Koogan; 2002.

Canpolat BI, Orsel S, Akdemir A, Ozbay MH. The relationship between dieting and body image, body ideal, self-perception, and body mass index in Turkish adolescents. Int J Eat Disord. 2005;37(2):150-5.

Caruso CM, Gill DL. Strengthening physical self-perceptions through exercise. J Sports Med Phys Fitness. 1992;32(4):416-27.

Cazelatti S, Matsudo VKR, Cavasini SM. Autoconceito e participação em atividades físicas. Rev Bras Ciênc Esporte. 1980;2(1):32-5.

Chapman EA, deVries HA, Swezey R. Joint stiffness: effects of exercise on young and old men. J Gerontol. 1972;27(2):218-21.

Charette SL, McEvoy L, Pyka G, Snow-Harter C, Guido D, Wiswell RA, et al. Muscle hypertrophy response to resistance training in older women. J. Appl. Physiol. 1991;70(5):1912-6.

Colcombe SJ, Erickson KI, Scalf PE, Kim JS, Prakash R, McAuley E, et al. Aerobic exercise training increases brain volume in aging humans. J Gerontol A Biol Sci Med Sci. 2006;61(11):1166-70.

Contursi TLB. Flexibilidade e alongamento. 20. ed. Rio de Janeiro: Sprint; 1998.

Costa IMO, Parizotto ZAM. Nível de equilíbrio entre idosos praticantes e iniciantes de hidroginástica de um projeto de Dourados/MS. FIEP Bulletin On-line. 2013;83.

Coyne JC, Gallo SM, Klinkman MS, Calarco MM. Effects of recent and past major depression and distress on self-concept and coping. J Abnorm Psychol. 1998;107(1):86-96.

Crano SL, Crano WD, Biaggio AMB. Desenvolvimento de uma medida de autoconceito em português. Educação e realidade. 1983;8(3):33-44.

Dalla Déa VHS, Duarte E, Rebelatto JR, Castro AP. O efeito de um programa de atividade física de longa duração sobre sintomas depressivos em idosas. Pensar Prát. 2009; 12(3).

Daolio J. Educação Física e Cultura. Corpoconsciência. 1998;1:11-28.

Davidoff LL. Introdução à psicologia. São Paulo: McGraw-Hill; 1983.

Davison KK, Ford ES, Cogswell ME, Dietz WH. Percentage of body fat and body mass index are associated with mobility limitations in people aged 70 and older from NHANES III. J Am Geriatr Soc. 2002;50(11):1802-9.

de Jong N, Chin A Paw MJ, de Groot LC, de Graaf C, Kok FJ, van Staveren WA. Functional biochemical and nutrient indices in frail elderly people are partley affected by dictary supplements but not by exercise. J Nutr. 1999;129(11):2028-36.

Dilorenzo TM, Bargman EP, Stucky-Ropp R, Brassington GS, Frensch PA, LaFontaine T. Long-term effects of aerobic exercise on psychological. Prev Med. 1999;28(1):75-85.

Dodd KJ, Taylor NF, Graham HK. Strength training can have unexpected effects on the self-concept of children with cerebral palsy. Pediatr Phys Ther. 2004;16(2):99-105.

Domansky MJ, Dans BR, Pfeffer MA, Kastantin M, Mitchell GF. Isolated systolic hypertension: prognostic information provide by pulse pressure. Hypertension. 1999;34(3):375-80.

Du Pasquier RA, Blanc DY, Sinnreich M, Landis T, Burkhard P, Vingerhoets FJG. The effect of aging on postural stability: a cross sectional and longitudinal study. Neurophysiol Clin. 2003;33(5):213-8.

Dunn AL, Trivedi MH, O'Neal HA. Physical activity dose-response effects on outcomes of depression and anxiety. Med Sci Sports Exerc. 2001;33(6 Suppl):587-97; discussion 609-10.

Durnin JVGA, Womersley J. Body fat assessed from total body density and its estimation from skinfold thickness: measurements of 481 men and women aged from 16 to 72 years. Br J Nutr. 1974;32(1):77-97.

Duthie EH, Katz PR. Practice of geriatrics. New York: W.B. Saunders; 1998.

Elavsky SE, McAuley E. Physical activity, symptoms, esteem, and life satisfaction during menopause. Maturitas. 2005;52(3-4):374-85.

Elavsky S, McAuley E, Motl RW, Konopack JF, Marquez DX, Hu L, et al. Physical activity enhances long-term quality of life in older adults: efficacy, esteem, and affective influences. Ann Behav Med. 2005;30(2):138-45.

Elward K, Larson EB. Benefits of exercise for older adults. A review of existing evidence and current recommendations for the general population. Clin Geriatr Med. 1992;8(1):35-50.

Emery CF, Gatz M. Psychological and cognitive effects of an exercise program for community-residing older adults. Gerontologist. 1990;30(2):184-8.

Erbolato RMPL. Impacto da universidade da terceira idade: modificações de vida relativas ao envelhecimento. Bol Psicol. 1996;46(105):61-77.

Erdwins CJ, Others A. Comparison of different aspects of self-concept for young, middle-aged, and older women. J Clin Psychol. 1981;37(3):484-90.

Erkolahti R, Ilonen T, Saarijärvi S, Terho P. Self-image and depressive symptoms among adolescents in a non-clinical sample. Nord J Psychiatry. 2003;57(6):447-51.

Essex MJ, Klein MH. The importance of the self-concept and coping responses in explaining physical health status and depression among older women. J Aging Health. 1989;1(3):327-48.

Farmer ME, Locke BZ, Cicki EKM, Dannenberg AL, Larson DB, Radloff LS. Physical activity and depressive symptoms: the NHANES I epidemiologic follow-up study. Am J Epidemiol. 1988;128(6):1340-51.

Ferreira ABA. Miniaurélio Século XXI: o minidicionário da língua portuguesa. 4.ed. rev. ampl. Rio de Janeiro: Nova Fronteira; 2000.

Ferreira P. Exercícios, autopercepções e bem-estar psicológico em praticantes com deficiência motora. In: Rodrigues D. Atividade Motora adaptada: a alegria do corpo. São Paulo: Artes Médicas; 2006.

Fernandez PM, Gonçalves OF, Buela-Casal G, Machado PP. Comparative analysis of attributional style and self-esteem in a sample of depressed patients and normal control subjects. Actas Esp Psiquiatr. 2004;32(5):259-63.

Fiatarone MA, O'Neill EF, Ryan ND, Clements KM, Solares GR, Nelson ME, et al. Exercise training and nutrition supplementation for physical frailty in very elderly people. N Engl J Med. 1994;330:1769-75.

Field LK, Steinhardt MA. The relationship of internally directed behavior to self-reinforcement, self-esteem, and expectancy values for exercise. Am J Health Promot. 1992;7(1):21-7.

Finkenberg ME, Dinucci JM, McCune SL, McCune ED. Body esteem and enrollment in classes with different levels of physical activity. Percept Mot Skills. 1993;76(3 Pt 1):783-92.

Fisher NM, Pendergast DR, Gresham GE, Calkins E. Muscle rehabilitation: its effect on muscular and functional performance of patients with knee osteoarthritis. Arch Phys Med Rehabil. 1991;72(6):367-74.

Fleck MPA, Lafer B, Sougey EB, Porto JAD, Brasil MA, Juruena MF. Diretrizes da Associação Médica Brasileira para o tratamento da depressão (versão integral). Rev Bras Psiquiatr. 2003;25(2):114-22.

Fox KR. The influence of physical activity on mental well-being. Public Health Nutr. 1999;2(3A):411-8.

Freitas EVE, Kopiller D. Atividade física no idoso. In: Freitas EV, Cançado FAX, Gorzoni ML. Tratado de geriatria e gerontologia. 2. ed. Rio de Janeiro: Guanabara Koogan; 2006.

Fukukawa Y, Nakashima C, Tsuboi S, Kozakai R, Doyo W, Niino N, et al. Age differences in the effect of physical activity on depressive symptoms. Psychol Aging. 2004;19(2):346-51.

Fülöp Jr T, Wórum I, Csongor J, Fóris G, Leövey A. Body composition in elderly people. Gerontology. 1985;31(1):150-7.

Garrard J, Rolnick SJ, Nitz NM, Luepke L, Jackson J, Fischer LR, et al. Clinical detection of depression among community-based elderly people with self-reported symptoms of depression. J Gerontol A Biol Sci Med Sci. 1998;53(2):M92-101.

Gillett P. Aerobic and muscle fitness in high risk and overweight senior women. Gerontologist. 1989;29:258.

Gobbi S, Villar R, Zago AS. Educação Física no ensino superior: bases teórico-práticas do condicionamento físico. Rio de Janeiro: Guanabara Koogan; 2005.

Goldstein B, Rosselli F. Etiological paradigms of depression: the relationship between perceived causes, empowerment, treatment preferences, and stigma. J Ment Health. 2003;12(6):551-63.

Gomes LE, Vieira A. O efeito do Método Feldenkrais sobre o equilíbrio de idosos: uma revisão sistemática. Rev Educ Fis. 2013;24(3).

Gonçalves AK. Ser idoso no mundo: o indivíduo idoso e a vivência de atividades físicas como meio de afirmação e identidade social [dissertação de mestrado]. São Paulo: Instituto de Psicologia da Universidade de São Paulo; 1999.

Gordon C. Self conceptions: configurations of content. In: Gordon C, Gergen KJ, editors. The self in social interaction. New York: Wiley; 1968.

Gorla JI, Campana MB, Oliveira LZ. Teste e avaliação em esporte adaptado. São Paulo: Phorte; 2009.

Gorzoni ML, Russo MR. Envelhecimento respiratório. In: Freitas EV, Cançado FAX, Gorzoni ML. Tratado de geriatria e gerontologia. 2. ed. Rio de Janeiro: Guanabara Koogan; 2006.

Gowdak D, Gowdak LH. Atlas de anatomia humana. São Paulo: FTD; 1989.

Gray DF, Gaier EL. The congruence of adolescent self-perceptions with those of parents and best friends. Adolescence. 1974;9(34):299-304.

Greenwald AG. The totalitarian ego: Fabrication and revision of personal history. Am Psychol. 1980;35(7):603-18.

Guccione AA. Fisioterapia geriátrica. 2. ed. Rio de Janeiro: Guanabara Koogan; 2002.

Haugen R, Lund T. Self-concept, attributional style and depression. Educational Psychology. 2002;22(3):305-15.

Hadley EA. Symposium of physical frailty: a treatable cause of dependence in old age. J. Gerontology. 1993;48:1-88.

Hagberg EA, Graves JE, Limacher M, Woods DR, Leggett SH, Cononie C, et al. Cardiovascular responses of 70 to 79 year old men and women to exercise training. J Appl Physiol. 1989;66(6):2589-94.

Hayes AM, Harris MS, Carver CS. Predictors of self-esteem variability. Cognit Ther Res. 2004;28(3):369-85.

Heinonen A, Kannus P, Sievanen H, Oja P, Pasanen M, Rinne M, et al. Randomised controlled trial of effect of high-impact exercise on selected risk factors for osteoporotic fractures. Lancet. 1996;348(9038):1343-7.

Heinonen A, Oja P, Sievanen H, Pasanen ME, Vuori I. Effect of two training regimes on bone mineral density in healthy perimenopausal women: a randomised controlled trial. J Bone Miner Res. 1998;13(3):483-90.

Herzog AR, Franks MM, Markus HR, Holmberg D. Activities and well-being in older age: effects of self--concept and educational attainment. Psychol Aging. 1998;13(2):179-85.

Hollenberg M, Haight T, Tager IB. Depression decreases cardiorespiratory fitness in older women. J Clin Epidemiol. 2003;56(11):1111-7.

Hopkins DR, Murrah B, Hoeger WW, Rhodes RC. Effect of low-impact aerobic dance on the functional fitness of elderly women. Gerontologist. 1990;30(2):189-92.

Howe TE, Rochester L, Jackson A, Banks PMH, Blair VA. Exercise for improving balance in older people. Cochrane Database Syst Rev. 2011;(11):CD004963.

Hosmer Jr DW, Lemeshow S. Applied logistic regression. New York: Wiley; 1989.

Hurley BF, Roth SM. Strength training in the elderly: effects on risk factors for age-related diseases. Sports Med. 2000;30(4):249-68.

IBGE. Indicadores sociodemográficos prospectivos para o Brasil 1991-2030. Rio de Janeiro: IBGE; 2006.

IBGE. Projeção da população do Brasil: 1980-2050 – Revisão. Rio de Janeiro: IBGE; 2008.

IBGE. Projeção da população do Brasil por sexo e idade para o período 2000/2060. 2013 [acesso em 8 set 2013]. Disponível em: http://www.ibge.gov.br/home/estatistica/populacao/projecao_da_populacao/2013/default.shtm

IBGE. Síntese de indicadores sociais: uma análise da condição de vida da população brasileira. Rio de Janeiro: IBGE; 2010.

James W. Psychology: the briefer course. New York: Holt; 1910.

Jang Y, Poon LW, Kim SY, Shin BK. Self-perception of aging and health among older adults in Korea. J Aging Stud. 2004;18(4):485-96.

Jacob G. Envelhecimento populacional: um desafio à saúde pública; 2005 [acesso em 5 fev 2009]. Disponível em: http://www.apaz.org.br/artigo2.htm

Kallman DA, Plato CC, Tobin JD. The role of muscle loss in the age-related decline of grip strength: cross-sectional and longitudinal perspective. J Gerontol. 1990;45(3):M82-8.

Kaminski PL, Hayslip Jr B. Gender differences in body esteem among older adults. J Women Aging. 2006;18(3):19-35.

Kasch FW, Boyer JL, van Camp SP, Verity LS, Wallace JP. The effects of physical activity and inactivity on aerobic power in older men (a longitudinal study). Phys Sportsmed. 1990;18:73-83.

Kawamura T, Shioiri T, Takahashi K, Ozdemir V, Someya T. Survival rate and causes of mortality in the elderly with depression: a 15-year prospective study of a Japanese community sample, the Matsunoyama-Niigata suicide prevention project. J Investig Med. 2007;55(3):106-14.

Kim JS. A study on self-esteem, IADL, and life satisfaction in the elderly. J Korean Acad Nurs. 1998;28(1):148-58.

Klesges RC, Eck LH, Isbell TR, Fulliton W, Hanson CL. Physical activity, body composition, and blood pressure: a multimethod approach. Med Sci Sports Exerc. 1991;23(6):759-65.

Korkeila M, Kaprio J, Rissanen A, Koskenvuo M. Effects of gender and age on the heritability of body mass index. Int J Obes. 1991;15(10):647-54.

Kornblau IS, Pearson HC, Breitkopf CR. Demographic, behavioral, and physical correlates of body esteem among low-income female adolescents. J Adolesc Health. 2007;41(6):566-70.

Krause NE, Shaw BA. Giving social support to others, socioeconomic status, and changes in self-esteem in late life. J Gerontol B Psychol Sci Soc Sci. 2000;55(6):S323-33.

Kritz-Silverstein DK, Connor EB, Corbeau C. Cross-sectional and prospective study of exercise and depressed mood in the elderly. Am J Epidemiol. 2001;153(6):596-603.

Lakatta EG. Changes in cardiovascular function with aging. Eur Heart J. 1990;11(Suppl C):22-19.

Lakatta EG. Cardiovascular regulatory mechanisms in advanced age. Physiol Rev. 1993;73(2):413-67.

Lampinen P, Heikkinen RL, Ruoppila I. Changes in intensity of physical exercise as predictors of depressive symptoms among older adults: an eight-year follow-up. Prev Med. 2000;30(5):371-80.

Lampinen P, Heikkinen E. Reduced mobility and physical activity as predictors of depressive symptoms among community-dwelling older adults: an eight-year follow-up study. Aging Clin Exp Res. 2003;15(3):205-11.

Laughton CA, Slavin M, Katdare K, Nolan L, Bean JF, Kerrigan DC, et al. Aging, muscle activity, and balance control: physiologic changes associated with balance impairment. Gait Posture. 2003;18(2):101-8.

Laurindo AB, Souza M. A construção de novos centros de atendimento para a educação infantil e a queda da taxa de natalidade: um diagnóstico de Curitiba. Revista Brasileira de Planejamento e Desenvolvimento. 2013;2(1):86-97.

L'Écuyer R. Le concept de soi. Paris: PUF; 1978.

Levy BR, Myers L. Preventive health behaviors influenced by self-perceptions of aging. Prev Med. 2004;39(3):625-9.

Levy BR, Slade MD, Kunkel SR, Kasl SV. Longevity increased by positive self-perceptions of aging. J Pers Soc Psychol. 2002;83(2):261-70.

Lewis RD, Modlesky CM. Nutrition, physical activity, and bone health in women. Int J Sport Nutr. 1998;8(3):250-84.

Lexell J, Downham DY, Larsson Y, Bruhn E, Morsing B. Heavy-resistance training in older Scandinavian men and women: short and long-term effects on arm and leg muscles. Scand J Med Sci Sports. 1995;5(6):329-41.

Li F, Harmer P, Chaumeton NR, Duncan TE, Duncan SC. Tai Chi as a means to enhance self-esteem: a randomized controlled trial. J Appl Gerontol. 2002;21(1):70-89.

Lucy SD, Hayes KC. Postural suray profiles: normal subjects and subjects with cerebellar ataxia. Physiotherapy Canada. 1985;37:140-8.

Lund-Johansen P. The hemodynamics of the aging cardiovascular system. J Cardiovasc Pharmacol. 1988;12:(Suppl 8):20-32.

Lorenzo VAPD, Velloso M. Fisioterapia aplicada aos idosos portadores de disfunções do sistema respiratório. In: Rebelatto JR, Morelli JGS. Fisioterapia geriátrica: a prática da assistência ao idoso. 2. ed. Barueri: Manole; 2007.

Machado AA. Psicologia do esporte: da educação física escolar ao esporte de alto nível. Rio de Janeiro: Guanabara; 2006.

Maia MCMT. Autoestima da mulher idosa: uma proposta de intervenção de enfermagem à luz da Teoria de Roy [dissertação de mestrado]. Rio de Janeiro: Faculdade de Enfermagem da Universidade Estadual do Rio de Janeiro; 2006.

Maier H, Smith J. Psychological predictors of mortality in old age. J Gerontol B Psychol Sci Soc Sci. 1999;54(1):P44-54.

Marquez Filho E. Atividade física no processo de envelhecimento: uma proposta de trabalho [dissertação de mestrado]. Campinas: Faculdade de Educação Física da Universidade Estadual de Campinas; 1998.

Maroto GNV. Depressão e sociedade: estudo das representações sociais da depressão em um grupo de pessoas adultas da cidade de São Carlos [tese de doutorado]. Campinas: Faculdade de Ciências Médicas da Universidade Estadual de Campinas; 2002.

Marsh HW. A multidimensional, hierarchical model of self-concept: theoretical and empirical justification. Educ Psychol Rev. 1990;2(2):77-172.

Marsh HW. Age and sex effects in multiple dimensions of self-concept: preadolescence to early adulthood. J Educ Psychol. 1989;81(3):417-30.

Marsh HW, Craven RG, Debus R. Self-concepts of young children aged 5 to 8: measurement and multidimensional structure. J Educ Psychol. 1991;83(3):377-92.

Marsh HW, Papaioannou A, Theodorakis Y. Causal ordering of physical self-concept and exercise behavior: reciprocal effects model and the influence of physical education teachers. Health Psychol. 2006;25(3):316-28.

Martin KA, Leary MR, Rejeski WJ. Self-presentational concerns in older adults: implications for health and well-being. Basic and Applied Social Psychology. 2000;22(3):169-79.

Matsudo SMM. Avaliação do idoso: física e funcional. Londrina: Midiograf; 2000.

Matsudo SMM. Envelhecimento e atividade física. Londrina: Midiograf; 2001.

Mather AS, Rodriguez C, Guthrie MF, McHarg AM, Reid IC, McMurdo ME. Effects of exercise on depressive symptoms in older adults with poorly responsive depressive disorder randomised controlled trial. Br J Psychiatry. 2002;180:411-5.

Mead GH. L'esprit, le soi et la société. Paris: PUF; 1963.

McAuley E, Bane SM, Mihalko SL. Exercise in middle-aged adults: self-efficacy and self-presentational outcomes. Prev Med. 1995;24(4):319-28.

McAuley E, Blissmer B, Katula J, Duncan TE, Mihalko SL. Physical activity, self-esteem, and self-efficacy relationships in older adults: a randomized controlled trial. Ann Behav Med. 2000;22(2):131-9.

McAuley E, Elavsky S, Motl RW, Konopack JF, Hu L, Marquez DX. Physical activity, self-efficacy, and self-esteem: longitudinal relationships in older adults. J Gerontol B Psychol Sci Soc Sci. 2005;60(5):P268-75.

McAuley E, Lox C, Duncan TE. Long-term maintenance of exercise, self-efficacy, and physiological change in older adults. J Gerontol. 1993;48(4):P218-24.

McAuley E, Mihalko SL, Bane SM. Exercise and self-esteem in middle-aged adults: multidimensional relationships and physical fitness and self-efficacy influences. J Behav Med. 1997;20(1):67-83.

McMullin JA, Cairney J. Self-esteem and the intersection of age, class, and gender. J Aging Stud. 2004;18(1):75-90.

Mendonça, EMVFR. Autoconceito e percepção de normas de ética pública. Arq Bras Psicol. 1989;41(4):34-8.

Menz HB, Lord SR, Fitzpatrick RC. Age-related differences in walking stability. Age Ageing. 2003;32(2):137-42.

Metcalfe L, Cussler EC, Going SB, Lohman TG. Four years of strength training predicts improved subjective body and self satisfaction in postmenopausal women. Med Sci Sports Exerc. 2007;39(5 Suppl):doi:10.1249/01.

Miranda R. Atividade física e emoção. In: III Simpósio mineiro de psicologia do esporte. Juiz de Fora, Brasil: EDUFJF; 1998.

Montgomery DC. Design and analysis of experiments. 6. ed. New York: Wiley; 2005.

Moreira JO, Silva JM. A imagem corporal e o envelhecimento na perspectiva de professores de uma universidade brasileira. Salud & Sociedad. 2013;4(2):136-44.

Moss FE, Halamandaris VJ. Too old, too sick, too bad: nursing homes in America. Germantown, MD: Aspen; 1977.

Motl RW, Konopack JF, McAuley E, Elavsky S, Jerome GJ, Marquez DX. Depressive symptoms among older adults: long-term reduction after a physical activity intervention. J Behav Med. 2005;28(4):385-94.

Murray MP, Duthie EH, Gambert SR, Sepic SB, Mollinger LA. Age-related differences in knee muscle strength in normal women. J Gerontol. 1985;40(3):275-80.

Mussen PH, Conger JC, Kagan J, Huston AC. Desenvolvimento e personalidade da criança. 3. ed. São Paulo: Harbra; 1995.

Nahas MV. Atividade física, saúde e qualidade de vida: conceitos e sugestões para um estilo de vida ativa. Londrina: Midiograf; 2000.

Nascimento CM, Ribeiro AQ, Sant'Ana LFR, Oliveira RMS, Franceschini SCC, Priore SE. Estado nutricional e condições de saúde da população idosa brasileira: revisão da literatura. Rev Méd Minas Gerais. 2011;21(2):174-80.

Nascimento VC, Trindade JS, Oliveira EM, Sousa EC, Abrahin OSC. Efeitos dos exercícios resistidos nos indicadores de normalidade de força dos músculos respiratórios de idosos. FIEP Bulletin On-line. 2013;83.

Nashner LM. Adapting reflexes controlling the human posture. Exp Brain Res. 1976;26(1):59-72.

Neri AL. Palavras-chave em gerontologia. 2. ed. Campinas: Alínea; 2005.

Netz Y, Wu MJ, Becker BJ, Tenenbaum G. Physical activity and psychological well-being in advanced age: a meta-analysis of intervention studies. Psychol Aging. 2005;20(2):272-84.

Nezlek JB, Plesko RM. Day-to-day relationships among self-concept clarity, self-esteem, daily events, and mood. Pers Soc Psychol Bull. 2001;27: 201-11.

Niven AG, Fawkner SG, Knowles AM, Stephenson C. Maturational differences in physical self-perceptions and the relationship with physical activity in early adolescent girls. Pediatr Exerc Sci. 2007;19(4):472-80.

Nevitt MC, Cummings SR, Hudes ES. Risk factors for injurious falls: a prospective study. J Gerontol. 1991;46(5):M164-70.

O'Dea JA. Self-concept, self-esteem and body weight in adolescent females: a three-year longitudinal study. J Health Psychol. 2006;11(4):599-611.

O'Farrell A, Flanagan E, Bedford D, James D, Howell F. Factors associated with self-reported depression and self-esteem among school-going adolescents from a geographically defined region in Ireland. Ir J Med Sci. 2005;174(4):17-22.

Okuma SS. O idoso e a atividade física: fundamentos e pesquisa. Campinas: Papirus; 1999.

Okuma SS. O idoso e a atividade física: fundamentos e pesquisa. 2. ed. Campinas: Papirus; 2002.

Oliveira CM. Efeitos da atividade física orientada sobre o autoconceito de pessoas idosas [dissertação de mestrado]. Brasília: Universidade Católica de Brasília; 2003.

OMS. Relatório sobre a saúde no mundo. Saúde mental: nova concepção, nova esperança. Genebra: OMS; 2001.

Overstall PW, Exton-Smith AN, Imms FJ, Johnson AL. Falls in the elderly related to postural imbalance. Br Med J. 1997;1(6056):261-4.

Penninx BWJH, Rejeski J, Pandya J, Miller ME, Di Bari M, Applegate WB, et al. Exercise and depressive symptoms: a comparison of aerobic and resistance exercise effects on emotional and physical function in older persons with high and low depressive symptomatology. J Gerontol B Psychol Sci Soc Sci. 2002;57(2):P124-32.

Perri 2nd S, Templer D. The effects of an aerobic exercise program on psychological variables in older adults. Int J Aging Hum Dev. 1984-1985;20(3):167-72.

Peterson JA, Bryant CX, Peterson SL. Treinamento de força para mulheres. São Paulo: Manole; 2001. p. 3-18.

Pinquart M, Sörensen S. Gender differences in self-concept and psychological well-being in old age a meta-analysis. J Gerontol B Psychol Sci Soc Sci. 2001;56(4):P195-213.

Pires CMR. Fisiologia do exercício aplicada ao idoso. In: Rebelatto JR, Morelli JGS. Fisioterapia geriátrica: a prática da assistência ao idoso. 2. ed. Barueri: Manole; 2007.

Polidori MC, Mecocci P, Cherubini A, Senin U. Physical activity and oxidative stress during aging. Int J Sports Med. 2000;21(3):154-7.

Pollock ML, Foster C, Knapp D, Rod JL, Schmidt DH. Effect of age and trainning on aerobic capacity and body composition of master athletes. J Appl Physiol. 1987;62(2):725-31.

Queiroz MV. Osteoporose. Lisboa: Lidel; 1998. p 13-9.

Quintela LMF. Modelação geométrica e computacional do ouvido médio: análise de casos [dissertação de mestrado]. Porto: Faculdade de Engenharia da Universidade do Porto; 2007 [acesso em 9 maio 2014]. Disponível em: http://paginas.fe.up.pt/~tavares/downloads/publications/relatorios/Trabalhos%20Praticos_Lara_Quintela.pdf

Raab DM, Agre JC, McAdam M, Smith EL. Light resistance and stretching exercise in elderly women: effect upon flexibility. Arch Phys Med Rehabil. 1988;69(4):268-72.

Rand CSW, Resnick JL. The "good enough" body size as judged by people of varying. age and weight. Obes Res. 2000;8(4):309-16.

Reaven PD, Barrett-Connor E, Edelstein S. Relation between leisure-time physical activity and blood pressure in older women. Circulation. 1991;83(2):559-65.

Rebelatto JR. Influência de um programa de exercícios físicos controlados e da administração de antioxidantes sobre medidas de capacidade física e sobre o estresse oxidativo em mulheres idosas [tese de pós-doutorado em Fisioterapia]. Salamanca: Universidade de Salamanca; 2004.

Rebelatto JR, Botomé SP. Fisioterapia no Brasil. 2. ed. Barueri: Manole; 1999.

Rebelatto JR, Morelli JGS. Fisioterapia geriátrica: a prática da assistência ao idoso. 2. ed. Barueri: Manole; 2007.

Ribeiro MA. O autoconceito de adolescentes segundo o sexo e a estrutura familiar. Psicol Teor Pesq. 1988;4(2):85-95.

Richards GE, Johnson K, Stiller J. The physical self-concept. What does it mean to be old: what does it mean to be young? In: Proceedings of NZARE AARE Conference 2003. Auckland, New Zealand: NZARE AARE; 2003.

Rikli R, Busch S. Motor performance of women as a function of age and physical activity level. J Gerontology. 1986;41(5):645-9.

Roberts BL, Fitzpatrick JJ. Improving balance: therapy of movement. J Gerontol Nurs. 1983;9(3):151-6.

Robins RW, Trzesniewski KH, Tracy JL, Gosling SD, Potter J. Global self-esteem across the life span. Psychol Aging. 2002;17(3):423-34.

Roche AF, Siervogel RM, Chumlea WC, Reed RB, Valadian I, Eichorn D, et al. Serial changes in subcutaneous fat thickness of children and adults. Monographs in Pediatrics. 1982;17:29-99.

Rodrigues D. Atividade motora adaptada: a alegria do corpo. São Paulo: Artes Médicas; 2006.

Rockport Walking Institute. Rockport fitness walking test. Malboro, MA: Rockport Walking Institute; 1986.

Rossi EE, Sader CS. Envelhecimento do sistema osteoarticular. In: Freitas EV, Cançado FAX, Gorzoni ML. Tratado de geriatria e gerontologia. 2. ed. Rio de Janeiro: Guanabara Koogan; 2006.

Rowe JW, Kahn RL. Human aging: usual and successful. Science. 1987;237(4811):143-9.

Ruuskanen JM, Ruoppila I. Physical activity and psychological well-being among people aged 65 to 84 years. Age Ageing. 1995;24(4):292-6.

Sager K. Exercises to activate seniors. Phys Sportsmed. 1984;5:144-51.

Sagiv M, Fisher N, Yaniv A, Rudoy J. Effect of running versus isometric training programs on healthy elderly at rest. Gerontology. 1989;35(2-3):72-7.

Samuels S., Brickman AM, Burd JA, Purohit DP, Qureshi PQ, Serby M. Depression in autopsy-confirmed dementia with Lewy bodies and Alzheimer's disease. Mt Sinai J Med. 2004;1(71):55-62.

Salgado MA. Envelhecimento populacional: desafio do próximo milênio. Revista A Terceira Idade. 1998;5(14):31-7.

Sander EG. High blood pressure in the geriatric population treatment considerations. Am J. Geriatric. Cardiol. 2002;11(4):223-32.

Sant'ana MM, Sant'ana MM, Albergaria M. Estilo de vida e autonomia de idosos praticantes e não praticantes de atividades em academia. FIEP Bulletin On-line. 2011;81.

Santana VH. Avaliação do autoconceito e a atividade física [dissertação de mestrado]. Campinas: Faculdade de Educação Física da Universidade Estadual de Campinas; 2003.

Sarbin TR. A preface to a psychological analysis of the self. Psychol Rev. 1952;59(1):11-22.

Sedikides C, Skowronski JJ. The symbolic self in evolutionary context. Pers Soc Psychol Rev. 1997;1(1):80-102.

Shahar G, Davidson L. Depressive symptoms erode self-esteem in severe mental illness: a three-wave, cross-lagged study. J Consult Clin Psychol. 2003;71(5):890-900.

Sharp E. Como ter uma coluna saudável: exercícios simples para manter a flexibilidade da sua coluna. São Paulo: Cultrix; 2000.

Shrauger JS, Lund A. Self evaluation and reactions to evaluation from others. J Pers. 1975;43(1):94-108.

Schlicht J, Camaione DN, Owen SV. Effect of intense strength training on standing balance, walking speed, and sit-to-stand performance in older adults. J Gerontol A Biol Sci Med Sci. 2001;56(5):M281-6.

Schmalz DL, Deane GD, Birch LL, Davison KK. A longitudinal assessment of the links between physical activity and self-esteem in early adolescent non-Hispanic females. J Adolesc Health. 2007;41(6):559-65.

Schwartz RS, Shuman WP, Bradbury VL, Cain KC, Fellingham GW, Beard JC, et al. Body fat distribution in healthy young and older men. J Gerontol. 1990;45(6):M181-5.

Schwartz SJJ, Coatsworth D, Pantin H, Prado G, Sharp EH, Szapocznik J. The role of ecodevelopmental context and self-concept in depressive and externalizing symptoms in Hispanic adolescents. Int J Behav Dev. 2006;30(4):359-70.

Shaw JM, Ebbeck V, Snow CM. Body composition and physical self-concept in older women. J Women Aging. 2000;12(3-4):59-75.

Shephard RJ. Physical activity and aging. Rocknelle, MD: Aspen; 1987.

Shkuratova N, Morris ME, Huxham F. Effects of age on balance control during walking. Arch Phys Med Rehabil. 2004;85(4):582-8.

Shu BC, Luh WM, Li SM, Lu SY. Self-concept and menopause among mid-life women: a survey in southern Taiwan. Maturitas. 2007;57(2):132-8.

Silva TAA, Frisoli Junior A, Pinheiro MM, Szejnfeld VL. Sarcopenia associada ao envelhecimento: aspectos etiológicos e opções terapêuticas. Rev Bras Reumatol. 2006;46(6):391-7.

Singer RN. Psicologia dos esportes: mitos e verdades. São Paulo: Harbra; 1977.

Sjösten N, Kivelä SL. The effects of physical exercise on depressive symptoms among the aged: a systematic review. Int J Geriatr Psychiatry. 2006;21(5):410-8.

Sobotta J. Atlas of anatomy: organs, systems and structures. Birkenstraße: h.f. Ullmann; 2009.

Sorokin PA. Society, culture, and personality: their structure and dynamics. New York: Harper, 1947.

Spirduso WW. Dimensões físicas do envelhecimento. Barueri: Manole; 2005.

Staines JW. A sociological and psychological study of the self picture and its importance in education [doctoral dissertation]. University of London; 1954.

Steele C. The psychology of self-affirmation: sustaining the integrity of the self. In: Berkowitz L, editor. Adv Exp Soc Psychol. 1988;21:181-227.

Stefanis CN, Stefanis NC. Diagnóstico dos transtornos depressivos: uma revisão. In: Maj M, Sartorius N, organizadores. Transtornos depressivos. Porto Alegre: Artes Médicas; 2005; p. 13-76.

Stel VS, Smit JH, Pluijm SM, Lips P. Balance and mobility performance as treatable risk factors for recurrent falling in older persons. J Clin Epidemiol. 2003;56(7):659-68.

Steunenberg B, Beekman ATF, Deeg DJH, Kerkhof JFM. Personality and the onset of depression in late life. J Affect Disord. 2006;92(2-3):243-51.

Stoll O, Alfermann D. Effects of physical exercise on resources evaluation, body self-concept and well-being among older adults. Anxiety Stress Coping. 2002;15(3):311-9.

Stoppe Júnior A, Louzã Neto M. Depressão na terceira idade: apresentação clínica e abordagem terapêutica. 2. ed. São Paulo: Lemos; 1999.

Strawbridge WJ, Deleger S, Roberts RE, Kaplan GA. Physical activity reduces the risk of subsequent depression for older adults. Am J Epidemiol. 2002;156(4):328-34.

Tamayo A. EFA: escala fatorial de autoconceito. Arq Bras Psicol. 1981;33(4):87-102.

Tamayo A. Relação entre o autoconceito e a avaliação percebida de um parceiro significativo. Arq Bras Psicol. 1985;37(1):88-96.

Tamayo A, Campos APM, Matos DR, Mendes GR, Santos JB, Carvalho NT. A influência da atividade física regular sobre o autoconceito. Est Psicol. 2001;6(2):157-65.

Tavares EL, Anjos LA. Perfil antropométrico da população idosa brasileira: resultados da Pesquisa Nacional sobre Saúde e Nutrição. Cad Saúde Pública. 1999;15(4):759-68.

Tavares MCGCF. Dinamismo da imagem corporal. São Paulo: Phorte; 2007.

Taylor AH, Fox KR. Effectiveness of a primary care exercise referral intervention for changing physical self-perceptions over 9 months. Health Psychol. 2005;24(1):11-21.

Thomas A. Esporte: introdução à psicologia. Rio de Janeiro: Ao Livro Técnico; 1983.

Thomas JR, Nelson JK. Métodos de pesquisa em atividade física. 3. ed. Porto Alegre: Artmed; 2002.

Trappe SW, Costill DL, Vukovich MD, Jones J, Melham T. Aging among elite distance runners: a 22-yr longitudinal study. J Appl Physiol. 1996;80(1):285-90.

Trentini CM, Xavier FMF, Chachamovich E, Rocha NS, Hirakata VN, Fleck, M. P. A. The influence of somatic symptoms on the performance of elders in the Beck Depression Inventory (BDI). Rev Bras Psiquiat. 2005;27(2):119-23.

Tritschler KA. Medida e avaliação em educação física e esportes de Barrow e McGee. Barueri: Manole; 2003.

Tsutsumi T, Don BM, Zaichkowsky LD, Delizonna LL. Physical fitness and psychological benefits of strength training in community dwelling older adults. Appl Human Sci. 1997;16(6):257-66.

Valadares MO, Vianna LG, Moraes CF. A temática do envelhecimento humano nos grupos de pesquisa do Brasil. Rev. Kairós. 2013;16(2):117-28.

van Vorst JG, Buckworth J, Mattern C. Physical self-concept and strength changes in college weight training classes. Res Q Exerc Sport. 2002;73(1):113-7.

Vandervoort AA, Chesworth BM, Cunningham DA, Paterson DH, Rechnitzer PA, Koval JJ. Age and sex effects on mobility of the human ankle. J Gerontol. 1992;47(1):M17-21.

Vasan RS, Beiser A, Seshadsi S, Larson MG, Kannel WB, D'Agostino RB, et al. Residual lifetime risk for developing hypertension in middle-aged women and men: the Framingham Heart Study. JAMA, 2002:287(8):1003-10.

Viljanen T, Viitasalo JT, Kujala UM. Strength characteristics of a healthy urban adult population. Eur J Appl Physiol Occup Physiol. 1991;63(1):43-7.

Villa Sánchez A, Escribano EA. Medição do autoconceito. Murachco C, tradutora. Bauru: EDUSC; 1999.

Webster J, Tiggemann M. The relationship between women's body satisfaction and self-image across the life span: the role of cognitive control. J Genet Psychol. 2003;164(2):241-52.

Welsh L, Rutherford OM. Hip bone mineral density is improved by high-impact aerobic exercise in postmenopausal women and men over 50 years. Eur J Appl Physiol Occup Physiol. 1996;74(6):511-7.

Williams PL, Warwick R, Dyson M, Bannister LH. Gray anatomia. 37. ed. Rio de Janeiro: Guanabara Koogan; 1995. v.1.

Wilmore JH, Costill DL. Fisiologia do esporte e do exercício. 2. ed. Barueri: Manole; 2001.

Wolfson LI, Whipple R, Amerman P, Kleinberg A. Stressing the postural response: a quantitative method for teaching balance. J Am Geriatr Soc. 1986;34(12):845-50.

Wong SY, Lau EM, Lynn H, Leung PC, Woo J, Cummings SR, Orwoll E. Depression and bone mineral density: is there a relationship in elderly Asian men? Results from Mr. Os (Hong Kong). Osteoporos Int. 2005; 16(6):610-5.

World Health Organization. Physical status: the use and interpretation of anthropometry: report of a WHO Expert Committee. Technical Report Series. 1995;854:462.

Yu CC, Sung RY, Hau KT, Lam PK, Nelson EA, So RC. The effect of diet and strength training on obese children's physical self-concept. J Sports Med Phys Fitness. 2008;48(1):76-82.

Zenevicz LT, Santos WF. Crença em símbolos espirituais no processo de envelhecimento. FisiSenectus, Unochapecó. 2013;1:51-60.

Ziller RC. The social self. New York: Pergamon; 1973.

Sites consultados

http://biobioenvelhecimento.blogspot.com.br/2008_06_01_archive.html. [acesso em 9 maio 2014].

http://functionalandperformancefitness.blogspot.com.br/2013/08/muscular-loss-and-aging.html. [acesso em 9 maio 2014].

http://sistcardiorresp.alojamentogratuito.com/Resumo_teorico.htm. [acesso em 7 jun. 2010].

http://www.cirurgiadecatarata.com.br/learn-about-cataracts/nearsightedness-farsightedness-astigmatism-presbyopia.asp. [acesso em 9 maio 2014].

http://www.hhibarra.com/azul/Hipertext/rep-vascular.htm. [acesso em 9 maio 2014].

http://www.institutomor.com.br/artigos1,vitamina-d-e-a-prevencao-a-osteoporose.html. [acesso em 9 maio 2014].

http://www.trabalhosdeenfermagem.com/2011/05/alteracoes-do-sistema-musculo.html. [acesso em 9 maio 2014].

http://www.funscrape.com/Image/56438/Age+Spots.html. [acesso em 5 fev. 2009].

http://www.ibge.gov.br/home/estatistica/populacao/projecao_da_populacao/piramide/piramide.shtm. [acesso em 9 maio 2014].

Sobre o Livro
Formato: 21 × 28 cm
Mancha: 16,1 × 23 cm
Papel: Offset 90 g
Nº páginas: 240
1ª edição: 2016

Equipe de Realização
Assistência editorial
Liris Tribuzzi

Assessoria editorial
Maria Apparecida F. M. Bussolotti

Edição de texto
Gerson Silva (Supervisão de revisão)
Roberta Heringer de Souza Villar (Preparação e copidesque)
Elise Garcia e Cleide França (Revisão)

Editoração eletrônica
Vanessa Dal (Projeto gráfico e diagramação)
Douglas Docelino (Ilustrações)
Évelin Kovaliauskas Custódia (Capa)

Fotografia
José Ubiratã Santana (Modelo)
Arquivo pessoal da autora Vanessa Helena S. Dalla Déa

Impressão
Intergraf Ind. Gráfica Eireli